AROMAS DE SALUD: <u>LOS MÚLTIPLES BENEFICIOS DEL ACEITE DE OLIVA EN LA VIDA COTIDIANA.</u>

ÍNDICE:

Capítulo 1: Introducción

Capítulo 2: Tipos de Aceite de Oliva

Capítulo 3: Beneficios para la Salud Cardiovascular

Capítulo 4: Propiedades Antiinflamatorias

Capítulo 5: Impacto en la Diabetes

Capítulo 6: Efectos Antioxidantes

Capítulo 7: Influencia en la Digestión

Capítulo 8: Contribución a la Pérdida de Peso

Capítulo 9: Propiedades Antimicrobianas

Capítulo 10: Beneficios para la Piel y el Cabello

Capítulo 11: Uso en la Cocina y Gastronomía

Capítulo 12: Implicaciones en la Longevidad

Capítulo 13: Efectos Neuroprotectores

Capítulo 14: Consideraciones en la Embarazada y Lactancia

Capítulo 15: Interacción con Otras Enfermedades

Capítulo 16: Recomendaciones de Consumo

Capítulo 17: Posibles Contraindicaciones

Capítulo 18: Perspectivas Futuras en la Investigación

Capítulo 19: Mitos Comunes y Realidades

Capítulo 20: Conclusiones

Capítulo 1: Introducción

El aceite de oliva, un tesoro líquido extraído de las aceitunas, no solo ha sido una piedra angular de la gastronomía mediterránea durante siglos, sino que también ha sido objeto de un creciente interés científico debido a sus numerosas propiedades benéficas para la salud humana. Este elixir dorado no es simplemente un componente culinario; es una fuente rica en compuestos bioactivos que se ha asociado con una variedad de beneficios para el organismo. A medida que exploramos las profundidades de este líquido precioso, nos sumergimos en un mundo donde la tradición culinaria se entrelaza con la investigación científica, donde la herencia cultural se encuentra con los avances médicos, y donde el sabor excepcional se encuentra con los innumerables caminos hacia el bienestar.

1.1 Definición del Aceite de Oliva

Antes de adentrarnos en los vastos beneficios para la salud que ofrece el aceite de oliva, es imperativo comprender su esencia. El aceite de oliva, a diferencia de sus contrapartes vegetales, es el jugo dorado prensado de las aceitunas, fruto venerado en las tierras bañadas por el sol del Mediterráneo. Este líquido precioso se clasifica en diversas categorías, desde el exquisito "virgen extra" hasta el más suave "refinado", cada uno con sus propias características sensoriales y perfiles nutricionales.

1.2 Historia y Origen

La historia del aceite de oliva es una crónica fascinante que se remonta a las civilizaciones antiguas. Desde las antiguas culturas griegas y romanas, que veneraban el aceite de oliva tanto en la cocina como en sus prácticas rituales, hasta la Edad Media, donde los monasterios mediterráneos eran guardianes de los secretos de su producción, el aceite de oliva ha sido un símbolo de prosperidad y salud en las páginas de la historia.

1.3 Composición Nutricional

Para comprender plenamente los impactos del aceite de oliva en la salud humana, es esencial desglosar su compleja composición nutricional. Este líquido dorado es rico en ácidos grasos monoinsaturados, especialmente en ácido oleico, que ha sido reconocido por sus beneficios para la salud cardiovascular. Además, el aceite de oliva es una fuente de antioxidantes, polifenoles y vitamina E, elementos que desempeñan un papel crucial en la protección del cuerpo contra el estrés oxidativo y el envejecimiento celular.

A medida que nos sumergimos en las aguas doradas del aceite de oliva, nos proponemos explorar las profundidades de sus beneficios para la salud, desde su impacto en la salud del corazón hasta su papel en la prevención de enfermedades crónicas. En este viaje, descubriremos cómo este antiguo elixir sigue siendo relevante en la era moderna, donde la ciencia y la tradición convergen para ofrecer un regalo a nuestro organismo. Acompáñanos mientras desentrañamos los misterios y las maravillas de las propiedades del aceite de oliva en nuestro cuerpo, un capítulo apasionante en la intersección entre la nutrición, la cultura y la salud.

Capítulo 2: Tipos de Aceite de Oliva

El universo del aceite de oliva se extiende más allá de una única categoría; es un espectro de sabores, aromas y propiedades que reflejan tanto la geografía como las técnicas de producción. En este capítulo, nos sumergiremos en la clasificación de los tipos de aceite de oliva, desde el extraordinario virgen extra hasta el refinado más suave, explorando las características distintivas que los definen.

2.1 Aceite de Oliva Virgen Extra

La cúspide del arte del aceite de oliva se encuentra en la categoría del "virgen extra". Este título se reserva para aquellos aceites que han pasado por un proceso de extracción en frío, sin el uso de productos químicos ni calor. Este método de producción preserva las cualidades naturales de las aceitunas y resulta en un aceite de oliva con un sabor y aroma inigualables. Rico en ácido oleico y antioxidantes, el aceite de oliva virgen extra no solo deleita el paladar, sino que también ofrece beneficios notables para la salud cardiovascular y la resistencia al estrés oxidativo.

2.2 Aceite de Oliva Virgen

El aceite de oliva virgen, aunque comparte similitudes con su primo "extra", se distingue por su sabor ligeramente más suave y su perfil sensorial menos pronunciado. También se extrae sin el uso de calor ni productos químicos, pero puede tener una acidez ligeramente más alta que el virgen extra. Aunque no alcanza las alturas de intensidad de sabor del virgen extra, el aceite de oliva virgen sigue siendo una elección excepcional para aquellos que buscan un equilibrio entre sabor y suavidad.

2.3 Aceite de Oliva Refinado

En el extremo opuesto del espectro se encuentra el aceite de oliva refinado. Este tipo de aceite se produce a través de métodos de refinación que involucran el uso de calor y productos químicos. Aunque este proceso elimina algunas de las impurezas y sabores no deseados, también disminuye la presencia de compuestos beneficiosos, como polifenoles y antioxidantes. A menudo, para compensar esta pérdida, se mezcla con pequeñas cantidades de aceite de oliva virgen o virgen extra, dando lugar al llamado "aceite de oliva refinado con aceite de oliva virgen" que se encuentra comúnmente en los estantes de las tiendas.

2.4 Aceite de Oliva Lampante

Un término menos conocido, pero igualmente relevante es el "aceite de oliva lampante". Este tipo de aceite de oliva no es apto para el consumo directo debido a su calidad deficiente o impurezas. Su nombre, que significa "lámpara" en italiano, se refiere a la antigua práctica de utilizar este aceite inferior en lámparas de aceite en lugar de para la alimentación. A menudo, se destila y se utiliza como base para otros aceites o productos.

2.5 Aceite de Oliva Ecológico

En la búsqueda de opciones más saludables y respetuosas con el medio ambiente, ha surgido el aceite de oliva ecológico. Este tipo de aceite se produce siguiendo prácticas agrícolas orgánicas, evitando el uso de pesticidas y fertilizantes sintéticos. El resultado es un aceite que no solo cumple con estándares de sostenibilidad, sino que también puede tener perfiles de sabor únicos, influenciados por las condiciones naturales del cultivo.

2.6 Aceite de Oliva con Denominación de Origen Protegida (DOP) o Indicación Geográfica Protegida (IGP)

La geografía desempeña un papel crucial en la producción de aceite de oliva, y muchos aceites llevan consigo la etiqueta de Denominación de Origen Protegida (DOP) o Indicación Geográfica Protegida (IGP). Estas designaciones certifican que el aceite se ha producido en una región específica, utilizando métodos tradicionales y siguiendo estándares de calidad estrictos. Los aceites con DOP o IGP a menudo capturan la esencia única del terroir de una región, proporcionando una experiencia sensorial distintiva.

2.7 Aceite de Oliva Monovarietal y Coupage

La diversidad de las variedades de aceitunas utilizadas en la producción de aceite de oliva añade una capa adicional de complejidad al mundo de los aceites. Los aceites monovarietales se producen utilizando una única variedad de aceituna, permitiendo que las características particulares de esa variedad destaquen. Por otro lado, los aceites de oliva coupage son mezclas cuidadosamente equilibradas de varias variedades, buscando combinar lo mejor de cada una para crear un perfil de sabor armonioso.

2.8 Aceite de Oliva enriquecido con Aromas y Hierbas

Para aquellos que buscan una experiencia sensorial única, el mercado ofrece aceites de oliva enriquecidos con aromas y hierbas. Desde el aroma embriagador del romero hasta la frescura cítrica del limón, estos aceites infundidos añaden una dimensión adicional a la cocina y son apreciados por su versatilidad en la creación de platos distintivos.

2.9 Aceite de Oliva y su Maridaje con Alimentos

Explorar el mundo de los aceites de oliva no estaría completo sin sumergirse en su capacidad para realzar y complementar los sabores de los alimentos. La elección del aceite de oliva adecuado puede transformar una simple ensalada en una obra maestra gastronómica o realzar el sabor de un filete a la parrilla. Entender cómo maridar diferentes tipos de aceites con alimentos específicos es una habilidad culinaria que agrega una capa adicional de disfrute a la experiencia gastronómica.

2.10 Innovaciones en la Producción de Aceite de Oliva

A medida que avanzamos en la era moderna, la producción de aceite de oliva también ha experimentado innovaciones significativas.

Desde tecnologías de extracción más eficientes hasta métodos sostenibles, estas innovaciones no solo afectan la eficiencia de la producción, sino también la calidad final del aceite de oliva que llega a nuestras mesas.

Este capítulo proporciona un amplio panorama de los distintos tipos de aceite de oliva, desde los más puros y tradicionales hasta las variantes modernas y enriquecidas. La diversidad en la clasificación de estos aceites refleja no solo las técnicas de producción, sino también las complejas interacciones entre la geografía, las variedades de aceitunas y las preferencias culinarias. En el siguiente capítulo, profundizaremos en los beneficios para la salud asociados con el consumo de aceite de oliva, explorando cómo cada tipo de aceite contribuye de manera única a nuestro bienestar.

Capítulo 3: Beneficios para la Salud Cardiovascular

La salud cardiovascular es un pilar fundamental para el bienestar general, y el aceite de oliva ha emergido como un protagonista clave en la promoción de un sistema cardiovascular robusto. En este extenso capítulo, exploraremos con detenimiento los numerosos beneficios que el consumo regular de aceite de oliva puede aportar a la salud del corazón y los vasos sanguíneos.

3.1 Reducción del Riesgo de Enfermedades Cardíacas

El corazón, ese órgano vital que impulsa la vida a través de nuestras venas, se beneficia de manera significativa con la inclusión del aceite de oliva en la dieta. Numerosos estudios científicos respaldan la idea de que el aceite de oliva, especialmente el virgen extra, puede reducir el riesgo de enfermedades cardíacas. Sus componentes, como los ácidos grasos monoinsaturados y los polifenoles, actúan de manera sinérgica para mejorar la salud cardiovascular, disminuyendo la presión arterial, regulando los niveles de colesterol y reduciendo la inflamación, factores clave en el desarrollo de enfermedades cardíacas.

3.2 Efectos Positivos sobre el Colesterol

El colesterol, una sustancia lipídica necesaria para varias funciones corporales, se convierte en un problema cuando sus niveles en sangre son elevados. El aceite de oliva, en particular el virgen extra, ha demostrado consistentemente su capacidad para mejorar los perfiles lipídicos. Sus ácidos grasos monoinsaturados, especialmente el ácido oleico, ayudan a aumentar los niveles de lipoproteínas de alta densidad (HDL o "colesterol bueno") mientras reducen las lipoproteínas de baja densidad (LDL o "colesterol malo"). Esta combinación favorece un equilibrio lipídico más saludable y, por ende, un menor riesgo de enfermedades cardiovasculares.

3.3 Impacto en la Presión Arterial

La presión arterial elevada, también conocida como hipertensión, es un factor de riesgo significativo para enfermedades cardíacas y accidentes cerebrovasculares. El aceite de oliva ha demostrado tener un impacto beneficioso en la regulación de la presión arterial. Sus polifenoles y otros compuestos bioactivos contribuyen a la relajación de los vasos sanguíneos, promoviendo una circulación más fluida y reduciendo la carga sobre el sistema cardiovascular. La inclusión regular de aceite de oliva en la dieta puede ser una estrategia efectiva para mantener la presión arterial en niveles saludables.

3.4 Propiedades Antiinflamatorias y Endoteliales

La inflamación crónica y la disfunción endotelial son factores cruciales en el desarrollo de enfermedades cardiovasculares. El aceite de oliva, gracias a sus propiedades antiinflamatorias y antioxidantes, puede ayudar a combatir estos procesos perjudiciales. Los polifenoles presentes en el aceite de oliva virgen extra han demostrado tener efectos antiinflamatorios, reduciendo la expresión de marcadores inflamatorios en el cuerpo. Además, mejoran la función endotelial, la capacidad de los vasos sanguíneos para dilatarse y contraerse adecuadamente, promoviendo así una circulación sanguínea saludable.

3.5 Protección contra la Aterosclerosis

La aterosclerosis, el estrechamiento de las arterias debido al depósito de placa, es una condición que puede tener consecuencias graves para la salud cardiovascular. El aceite de oliva, en particular sus polifenoles, ha mostrado propiedades protectoras contra la aterosclerosis al inhibir la oxidación del colesterol LDL, un paso crucial en la formación de placas arteriales. Además, la capacidad del aceite de oliva para mejorar la elasticidad de las arterias y reducir la inflamación contribuye a la prevención de este trastorno vascular.

3.6 Reducción de la Triglicéridos y Mejora del Metabolismo Lipídico

Los triglicéridos, otro tipo de grasa en la sangre, pueden aumentar el riesgo de enfermedades cardiovasculares cuando se encuentran en niveles elevados. El aceite de oliva virgen extra ha demostrado su capacidad para reducir los niveles de triglicéridos en sangre, ofreciendo así una protección adicional contra los problemas cardiovasculares. Además, su impacto positivo en el metabolismo lipídico contribuye a un equilibrio saludable de grasas en el cuerpo.

3.7 Acción Antitrombótica y Anticoagulante

La formación de coágulos sanguíneos, conocida como trombosis, puede tener consecuencias potencialmente mortales si se produce en arterias vitales. El aceite de oliva ha demostrado propiedades antitrombóticas y anticoagulantes, ayudando a prevenir la formación de coágulos y promoviendo la circulación sanguínea sin obstrucciones. Estos efectos son atribuibles a varios componentes del aceite de oliva, incluidos los polifenoles y el ácido oleico.

3.8 Regulación de la Glucosa y la Resistencia a la Insulina

La relación entre la salud cardiovascular y el metabolismo de la glucosa es intrincada. El aceite de oliva ha mostrado beneficios en la regulación de la glucosa en sangre y la mejora de la sensibilidad a la insulina. Estos efectos pueden ser especialmente relevantes en la prevención de la diabetes tipo 2, una afección que aumenta significativamente el riesgo de enfermedades cardiovasculares.

3.9 Influencia en la Reducción del Estrés Oxidativo

El estrés oxidativo, resultado de un desequilibrio entre la producción de especies reactivas de oxígeno y la capacidad del cuerpo para neutralizarlas, desempeña un papel central en el desarrollo de enfermedades cardiovasculares. El aceite de oliva, con su contenido antioxidante, contrarresta el estrés oxidativo al neutralizar los radicales libres y proteger las células del daño. Esta capacidad antioxidante no solo beneficia al sistema cardiovascular, sino que también se extiende a otros órganos y tejidos del cuerpo.

3.10 Efectos Cardioprotectores en Diversos Grupos de Edad y Poblaciones

Los beneficios para la salud cardiovascular del aceite de oliva no conocen límites de edad ni fronteras geográficas. Investigaciones han demostrado sus efectos cardioprotectores en diversas poblaciones, desde jóvenes hasta ancianos, y en diferentes regiones del mundo. Este amplio alcance destaca la universalidad de los beneficios del aceite de oliva y su capacidad para mejorar la salud cardiovascular en contextos diversos.

3.11 Papel Potencial en la Rehabilitación Cardíaca y Postinfarto

La rehabilitación cardíaca después de un evento cardiovascular, como un infarto de miocardio, es crucial para la recuperación y la prevención de futuros problemas cardíacos. El aceite de oliva, con sus propiedades antiinflamatorias, antioxidantes y su capacidad para mejorar el perfil lipídico, puede desempeñar un papel en la rehabilitación cardíaca al contribuir a la reducción de la inflamación y la mejora de los marcadores de riesgo cardiovascular.

3.12 Relación con la Longevidad y la Salud Cardiovascular

La longevidad y la salud cardiovascular están intrínsecamente vinculadas, y el aceite de oliva ha sido objeto de estudios que exploran esta relación. Diversas investigaciones sugieren que el consumo regular de aceite de oliva puede estar asociado con una vida más larga y saludable. Sus efectos beneficiosos en la salud cardiovascular pueden contribuir a la prevención de enfermedades que afectan la longevidad, promoviendo así una vida activa y plena.

3.13 Efectos en la Salud Vascular Cerebral

La salud cardiovascular no se limita al corazón; el sistema vascular cerebral también desempeña un papel fundamental en la salud del cerebro. El aceite de oliva, con sus propiedades antiinflamatorias y antioxidantes, puede beneficiar la salud vascular cerebral, reduciendo el riesgo de accidentes cerebrovasculares y otros trastornos cerebrales relacionados con la edad.

3.14 Consideraciones en Poblaciones Vulnerables: Niños y Mujeres Embarazadas

La salud cardiovascular comienza en las etapas más tempranas de la vida, y el aceite de oliva puede desempeñar un papel importante en la prevención de problemas en la infancia y adolescencia. Además, se ha investigado su impacto en mujeres embarazadas, sugiriendo beneficios tanto para la madre como para el desarrollo cardiovascular del feto. Sin embargo, es crucial abordar consideraciones específicas y seguir pautas médicas en estos grupos de población.

3.15 Relación entre el Consumo de Aceite de Oliva y Otros Componentes de la Dieta Mediterránea

La dieta mediterránea, reconocida por sus beneficios para la salud cardiovascular, incluye el aceite de oliva como uno de sus pilares fundamentales. Examinar la relación entre el consumo de aceite de oliva y otros componentes de esta dieta, como frutas, verduras, pescado y frutos secos, ofrece una visión integral de cómo estos elementos trabajan en conjunto para promover la salud cardiovascular.

3.16 Desarrollo de Recomendaciones para el Consumo Óptimo de Aceite de Oliva

Con tantos factores a considerar, desde la calidad del aceite hasta las preferencias personales y las necesidades de salud individuales, desarrollar recomendaciones claras para el consumo óptimo de aceite de oliva se convierte en una tarea esencial. Examinaremos las pautas actuales y proporcionaremos orientación sobre cómo integrar de manera efectiva el aceite de oliva en la dieta diaria para maximizar sus beneficios para la salud cardiovascular.

3.17 Posibles Contraindicaciones y Consideraciones Específicas

Aunque el aceite de oliva ofrece una variedad de beneficios para la salud cardiovascular, es importante abordar posibles contraindicaciones y consideraciones específicas. Algunas poblaciones o situaciones médicas pueden requerir precauciones particulares, y exploraremos estos aspectos para garantizar un enfoque informado y seguro hacia la inclusión del aceite de oliva en la dieta.

3.18 Rol del Aceite de Oliva en Estrategias de Prevención Cardiovascular

En el contexto de estrategias de prevención cardiovascular, el aceite de oliva puede ser un componente clave. Desde su capacidad para mejorar los factores de riesgo cardiovascular hasta su impacto en la inflamación y la función vascular, exploraremos cómo el aceite de oliva puede integrarse efectivamente en programas de prevención para reducir la incidencia de enfermedades cardíacas.

3.19 Comparación con Otros Aceites y Grasas en Relación con la Salud Cardiovascular

La elección de aceites y grasas en la dieta puede tener un impacto significativo en la salud cardiovascular. En este apartado, compararemos el aceite de oliva con otros tipos de aceites y grasas comunes, evaluando sus efectos relativos en los factores de riesgo cardiovascular y proporcionando una guía para tomar decisiones informadas sobre la selección de grasas en la dieta.

3.20 Consideraciones Futuras y Perspectivas en la Investigación Cardiovascular Relacionada con el Aceite de Oliva

Como campo de investigación en constante evolución, la ciencia cardiovascular relacionada con el aceite de oliva continúa explorando nuevos horizontes. Examinaremos las direcciones futuras de la investigación, destacando áreas prometedoras que podrían revelar aún más detalles sobre los beneficios del aceite de oliva para la salud cardiovascular.

Este extenso capítulo abarca desde los fundamentos de los beneficios cardiovasculares del aceite de oliva hasta las complejidades de su impacto en poblaciones específicas y la interacción con otros elementos dietéticos. Al profundizar en cada aspecto, proporcionaremos una visión completa y detallada de cómo el aceite de oliva puede desempeñar un papel fundamental en el mantenimiento de la salud cardiovascular.

Capítulo 4: Propiedades Antiinflamatorias del Aceite de Oliva

La inflamación, una respuesta natural del cuerpo a lesiones o infecciones, se convierte en un problema cuando se vuelve crónica y contribuye al desarrollo de diversas enfermedades. En este capítulo, exploraremos a fondo las propiedades antiinflamatorias del aceite de oliva, destacando cómo sus componentes bioactivos pueden modular el sistema inflamatorio y contribuir al mantenimiento de la salud.

4.1 Efectos Antiinflamatorios de los Polifenoles del Aceite de Oliva

Los polifenoles, compuestos antioxidantes presentes en el aceite de oliva virgen extra, son conocidos por sus destacados efectos antiinflamatorios. Estudios han demostrado que estos polifenoles pueden modular diversas vías inflamatorias, inhibiendo la producción de moléculas proinflamatorias y reduciendo la expresión de genes relacionados con la inflamación. Este potente efecto antiinflamatorio no solo beneficia a las condiciones inflamatorias crónicas, como la artritis, sino que también puede tener implicaciones en la prevención de enfermedades crónicas asociadas a la inflamación.

4.2 Reducción de Marcadores Inflamatorios en el Sistema Cardiovascular

La inflamación desempeña un papel clave en el desarrollo de enfermedades cardiovasculares, y el aceite de oliva ha demostrado su capacidad para reducir los marcadores inflamatorios asociados con estas condiciones. Desde la disminución de la proteína C reactiva hasta la regulación de moléculas inflamatorias en las células endoteliales, el aceite de oliva puede contribuir a la protección del sistema cardiovascular al reducir la inflamación crónica.

4.3 Influencia en las Enfermedades Autoinmunes y la Inflamación Sistémica

Las enfermedades autoinmunes, caracterizadas por una respuesta inmunológica hiperactiva que ataca los tejidos del propio cuerpo, a menudo involucran procesos inflamatorios crónicos. El aceite de oliva ha suscitado interés en el contexto de estas enfermedades debido a sus propiedades antiinflamatorias. Examinaremos cómo el consumo de aceite de oliva puede tener un impacto positivo en enfermedades autoinmunes, como la artritis reumatoide y el lupus, al modular la inflamación sistémica.

4.4 Alivio Potencial en Trastornos Inflamatorios Intestinales

Los trastornos inflamatorios intestinales, como la enfermedad de Crohn y la colitis ulcerosa, son afecciones crónicas que afectan el tracto gastrointestinal. El aceite de oliva ha mostrado promesa en el alivio de la inflamación asociada con estos trastornos. Examinaremos estudios que exploran cómo los componentes del aceite de oliva pueden beneficiar a aquellos que sufren de enfermedades inflamatorias intestinales.

4.5 Posible Papel en la Prevención del Cáncer y la Inflamación Relacionada

La relación entre la inflamación crónica y el cáncer ha sido objeto de extensa investigación, y el aceite de oliva ha emergido como un posible agente preventivo. Exploraremos cómo sus propiedades antiinflamatorias pueden afectar la carcinogénesis y cómo el consumo regular de aceite de oliva podría desempeñar un papel en la prevención del cáncer y la reducción de la inflamación relacionada.

4.6 Influencia en la Salud Articular y la Artritis

La artritis, una condición que afecta las articulaciones y se caracteriza por la inflamación, puede encontrar alivio en las propiedades antiinflamatorias del aceite de oliva. Examinaremos cómo los ácidos grasos monoinsaturados y los polifenoles presentes en el aceite de oliva pueden proporcionar beneficios para la salud articular y aliviar los síntomas asociados con la artritis.

4.7 Reducción de la Inflamación Neuronal y Posibles Implicaciones en las Enfermedades Neurodegenerativas

La inflamación neuronal es un componente central en muchas enfermedades neurodegenerativas, como el Alzheimer y el Parkinson. El aceite de oliva ha atraído la atención en la investigación sobre el cerebro y la neuroinflamación. Exploraremos cómo sus propiedades antiinflamatorias podrían ofrecer protección neuronal y tener implicaciones en la prevención de enfermedades neurodegenerativas.

4.8 Modulación de la Inflamación Cutánea y Beneficios Dermatológicos

La piel, el órgano más grande del cuerpo, también puede beneficiarse de las propiedades antiinflamatorias del aceite de oliva. Examinaremos cómo el aceite de oliva, aplicado tópicamente o ingerido, puede ayudar a modular la inflamación cutánea, aliviando condiciones como la psoriasis y mejorando la salud general de la piel.

4.9 Potencial en la Reducción de la Inflamación Respiratoria y Asma

La inflamación en las vías respiratorias, como en el caso del asma, puede afectar la calidad de vida. Estudios han explorado cómo el aceite de oliva y sus compuestos pueden tener un papel en la reducción de la inflamación respiratoria y en el alivio de los síntomas relacionados con el asma.

4.10 Implicaciones en la Salud Metabólica y la Reducción de la Inflamación Relacionada con la Obesidad

La obesidad, una condición que involucra inflamación crónica, está estrechamente vinculada a varias enfermedades metabólicas. Investigaremos cómo el aceite de oliva, al reducir la inflamación asociada con la obesidad, puede tener beneficios significativos en la salud metabólica y en la prevención de enfermedades como la diabetes tipo 2.

4.11 Consideraciones en Poblaciones Específicas y Posibles Contradicciones

A pesar de los beneficios antiinflamatorios generalmente reconocidos del aceite de oliva, es crucial abordar consideraciones específicas en ciertas poblaciones y posibles contradicciones. Analizaremos situaciones en las que el consumo de aceite de oliva podría requerir precauciones y exploraremos enfoques seguros para maximizar los beneficios antiinflamatorios.

4.12 Comparación con Otros Enfoques Antiinflamatorios: Medicamentos y Suplementos

El aceite de oliva no es la única opción cuando se trata de abordar la inflamación. En este apartado, compararemos las propiedades antiinflamatorias del aceite de oliva con otros enfoques comunes, como medicamentos antiinflamatorios y suplementos, para proporcionar una visión completa de las opciones disponibles.

4.13 Desarrollo de Estrategias Dietéticas Antiinflamatorias con el Aceite de Oliva como Componente Clave

La inflamación es, en muchos casos, una respuesta a la dieta y al estilo de vida. Desarrollaremos estrategias prácticas para incorporar el aceite de oliva como componente clave en enfoques dietéticos antiinflamatorios, maximizando sus beneficios y contribuyendo a la gestión de la inflamación crónica.

4.14 Perspectivas Futuras en la Investigación Antiinflamatoria del Aceite de Oliva

Como campo de investigación en constante evolución, la ciencia de las propiedades antiinflamatorias del aceite de oliva continúa expandiéndose. Examinaremos las perspectivas futuras de la investigación, destacando áreas prometedoras que podrían revelar aún más detalles sobre cómo el aceite de oliva modula la inflamación y sus aplicaciones terapéuticas potenciales.

Este capítulo ofrece un análisis detallado de las propiedades antiinflamatorias del aceite de oliva, desde su impacto en sistemas específicos hasta su potencial en la prevención y el tratamiento de diversas condiciones inflamatorias. Al comprender en profundidad estas propiedades, podemos aprovechar al máximo los beneficios que el aceite de oliva puede ofrecer para la gestión de la inflamación y la promoción de la salud general.

Capítulo 5: Impacto del Aceite de Oliva en la Diabetes

La diabetes, una enfermedad crónica caracterizada por niveles elevados de glucosa en sangre, es una preocupación de salud global en constante aumento. En este capítulo, exploraremos a fondo el impacto del aceite de oliva en la diabetes, examinando cómo sus componentes bioactivos y propiedades pueden influir en la prevención y el manejo de esta condición.

5.1 Regulación del Azúcar en Sangre y Mejora de la Sensibilidad a la Insulina

El azúcar en sangre desregulado y la resistencia a la insulina son características clave de la diabetes. El aceite de oliva, especialmente el virgen extra, ha demostrado su capacidad para mejorar la sensibilidad a la insulina y regular los niveles de glucosa en sangre.

Examinaremos cómo sus ácidos grasos monoinsaturados y otros compuestos pueden contribuir a la gestión eficaz de la diabetes tipo 2.

5.2 Influencia en la Prevención de la Diabetes Tipo 2

La diabetes tipo 2, asociada con factores de estilo de vida y dieta, puede tener vínculos estrechos con la inflamación y la resistencia a la insulina. El aceite de oliva ha sido objeto de estudios que sugieren su papel en la prevención de la diabetes tipo 2, mediante la mejora de la salud metabólica y la modulación de los factores de riesgo asociados.

5.3 Efectos en la Salud Vascular y la Reducción del Riesgo Cardiovascular en Personas con Diabetes

Las personas con diabetes enfrentan un mayor riesgo de enfermedades cardiovasculares, y el aceite de oliva puede desempeñar un papel crucial en la reducción de este riesgo. Exploraremos cómo sus propiedades antiinflamatorias, antioxidantes y su impacto positivo en la salud vascular pueden beneficiar a aquellos que viven con diabetes.

5.4 Contribución a la Pérdida de Peso y Control del Peso Corporal

El control del peso es un componente fundamental en la gestión de la diabetes, y el aceite de oliva puede contribuir a la pérdida de peso y al mantenimiento de un peso corporal saludable. Examinaremos cómo los ácidos grasos monoinsaturados pueden influir en la saciedad y el metabolismo, contribuyendo así a la gestión del peso en individuos con diabetes.

5.5 Impacto en los Marcadores Lipídicos y la Reducción del Riesgo de Enfermedad Cardiovascular en Personas con Diabetes

La diabetes a menudo se asocia con perfiles lipídicos desfavorables, aumentando el riesgo de enfermedades cardiovasculares. El aceite de oliva, con sus efectos beneficiosos en los lípidos sanguíneos, puede ser un aliado importante en la gestión del riesgo cardiovascular en personas con diabetes. Analizaremos estudios que exploran cómo el aceite de oliva puede contribuir a la mejora de los perfiles lipídicos en esta población.

5.6 Influencia en la Inflamación y la Reducción de la Respuesta Inflamatoria en la Diabetes

La inflamación crónica juega un papel significativo en la patogénesis de la diabetes, y el aceite de oliva ha demostrado su capacidad para reducir la respuesta inflamatoria.

Exploraremos cómo los polifenoles y otros compuestos antiinflamatorios presentes en el aceite de oliva pueden modular la inflamación asociada con la diabetes, ofreciendo beneficios adicionales a la gestión de la enfermedad.

5.7 Consideraciones en la Dieta y Recomendaciones para la Inclusión de Aceite de Oliva en la Dieta de Personas con Diabetes

Desarrollaremos recomendaciones prácticas para la inclusión del aceite de oliva en la dieta de personas con diabetes, considerando las preferencias individuales, las necesidades nutricionales y las metas de control glucémico. Analizaremos cómo integrar de manera efectiva el aceite de oliva en un plan de alimentación equilibrado y beneficioso para la salud.

5.8 Evaluación de los Tipos de Aceite de Oliva en Relación con la Diabetes

No todos los aceites de oliva son iguales, y la elección del tipo de aceite puede tener implicaciones en la diabetes. Analizaremos cómo los diferentes tipos de aceite de oliva, como el virgen extra y el virgen, pueden ofrecer beneficios específicos para la salud de las personas con diabetes, teniendo en cuenta factores como la calidad y los métodos de producción.

5.9 Potenciales Interacciones con Medicamentos y Precauciones en Personas con Diabetes

Es crucial abordar posibles interacciones con medicamentos y considerar precauciones específicas en personas con diabetes que incorporan el aceite de oliva en su dieta. Examinaremos posibles consideraciones y proporcionaremos información sobre cómo integrar de manera segura el aceite de oliva en la gestión de la diabetes junto con la medicación existente.

5.10 Evaluación de la Calidad del Aceite de Oliva y Directrices de Compra para Personas con Diabetes

La calidad del aceite de oliva puede variar, y es esencial seleccionar opciones de alta calidad para garantizar los máximos beneficios. Proporcionaremos directrices prácticas para evaluar y elegir aceites de oliva de calidad, teniendo en cuenta aspectos como la pureza, la frescura y los métodos de extracción.

5.11 Perspectivas Futuras en la Investigación sobre el Impacto del Aceite de Oliva en la Diabetes

La investigación sobre el impacto del aceite de oliva en la diabetes continúa evolucionando. Exploraremos las perspectivas futuras en esta área, destacando áreas de investigación prometedoras que podrían proporcionar información adicional sobre cómo el aceite de oliva puede ser un componente valioso en la gestión de la diabetes.

Este capítulo proporciona un análisis detallado del impacto del aceite de oliva en la diabetes, desde la regulación del azúcar en sangre hasta la gestión del riesgo cardiovascular y la reducción de la inflamación asociada con la enfermedad. Al entender cómo el aceite de oliva puede influir en múltiples aspectos de la diabetes, podemos desarrollar estrategias efectivas para su inclusión en la dieta y maximizar sus beneficios para la salud.

Capítulo 6: Efectos Antioxidantes del Aceite de Oliva

En este capítulo, exploraremos a fondo los efectos antioxidantes del aceite de oliva, destacando cómo sus componentes bioactivos pueden desempeñar un papel fundamental en la protección contra el estrés oxidativo y sus implicaciones para la salud.

6.1 Entendiendo el Estrés Oxidativo y la Importancia de los Antioxidantes

El estrés oxidativo, resultado del desequilibrio entre la producción de especies reactivas de oxígeno (ROS) y la capacidad del cuerpo para neutralizarlos, está vinculado a diversas enfermedades y al envejecimiento. Examinaremos la importancia de los antioxidantes en la prevención del daño oxidativo y cómo el aceite de oliva puede contribuir a esta defensa antioxidante.

6.2 Composición Antioxidante del Aceite de Oliva: Polifenoles, Vitamina E y Otros Compuestos

El aceite de oliva es una fuente rica en antioxidantes, siendo los polifenoles y la vitamina E componentes clave. Analizaremos la composición antioxidante del aceite de oliva, explorando cómo estos compuestos trabajan en conjunto para neutralizar los radicales libres y proteger las células contra el estrés oxidativo.

6.3 Capacidad del Aceite de Oliva para Neutralizar Radicales Libres y Especies Reactivas de Oxígeno

Los radicales libres y otras especies reactivas de oxígeno pueden causar daño celular y contribuir al envejecimiento y a diversas enfermedades crónicas. Examinaremos cómo el aceite de oliva, con su capacidad para neutralizar estos radicales libres, puede ofrecer protección contra el estrés oxidativo y sus consecuencias.

6.4 Protección del ADN contra el Daño Oxidativo

El ADN es vulnerable al daño oxidativo, que puede tener implicaciones en el desarrollo de enfermedades y el envejecimiento celular. Analizaremos estudios que exploran cómo el aceite de oliva puede proteger el ADN contra el daño oxidativo, contribuyendo así a la integridad genética y a la prevención de enfermedades relacionadas con el ADN.

6.5 Protección de las Proteínas y Lípidos Celulares

Además de su impacto en el ADN, el estrés oxidativo puede afectar las proteínas y los lípidos celulares, comprometiendo la estructura y función celular. Examinaremos cómo el aceite de oliva puede proporcionar protección a estas moléculas esenciales, manteniendo la integridad celular y la homeostasis.

6.6 Efectos Antioxidantes en el Sistema Cardiovascular

El sistema cardiovascular es particularmente susceptible al daño oxidativo, y el aceite de oliva ha mostrado efectos antioxidantes que pueden beneficiar la salud del corazón y los vasos sanguíneos. Exploraremos cómo la capacidad antioxidante del aceite de oliva contribuye a la prevención de enfermedades cardiovasculares y a la protección contra el estrés oxidativo en este sistema.

6.7 Implicaciones Antioxidantes en la Salud Cerebral y la Prevención de Enfermedades Neurodegenerativas

El cerebro, altamente susceptible al estrés oxidativo, puede beneficiarse de los efectos antioxidantes del aceite de oliva. Analizaremos estudios que sugieren cómo el aceite de oliva puede tener implicaciones en la prevención de enfermedades neurodegenerativas al proteger las células cerebrales contra el daño oxidativo.

6.8 Papel Potencial en la Prevención del Cáncer mediante la Acción Antioxidante

El daño oxidativo es un factor en el desarrollo del cáncer, y los antioxidantes pueden tener un papel en su prevención. Examinaremos investigaciones que exploran cómo el aceite de oliva, con su acción antioxidante, puede contribuir a la reducción del riesgo de ciertos tipos de cáncer.

6.9 Influencia en la Salud Metabólica y la Regulación del Estrés Oxidativo en la Diabetes

La diabetes está asociada con el estrés oxidativo, y el aceite de oliva puede tener un impacto en la regulación de este fenómeno. Exploraremos cómo los antioxidantes presentes en el aceite de oliva pueden contribuir a la gestión del estrés oxidativo en personas con diabetes, beneficiando así la salud metabólica.

6.10 Protección Antioxidante en la Piel y Beneficios Dermatológicos

La piel, expuesta a factores ambientales y propensa al daño oxidativo, puede beneficiarse de la protección antioxidante del aceite de oliva. Analizaremos cómo el aceite de oliva, ya sea aplicado tópicamente o ingerido, puede contribuir a la salud de la piel y ofrecer beneficios dermatológicos.

6.11 Evaluación de la Estabilidad Oxidativa del Aceite de Oliva y su Influencia en la Calidad

La estabilidad oxidativa es crucial para la calidad del aceite de oliva, y su resistencia al enranciamiento puede influir en su capacidad antioxidante. Examinaremos cómo evaluar la estabilidad oxidativa del aceite de oliva y qué factores afectan su calidad antioxidante.

6.12 Comparación con Otros Antioxidantes y Evaluación de Sinergias Positivas

El aceite de oliva no es el único antioxidante en la dieta, y es importante comparar su capacidad antioxidante con otros compuestos. Además, exploraremos sinergias positivas entre el aceite de oliva y otros antioxidantes presentes en la dieta, maximizando así los beneficios antioxidantes generales.

6.13 Consideraciones en la Cocina y Recomendaciones para Preservar los Antioxidantes del Aceite de Oliva

La forma en que se cocina y almacena el aceite de oliva puede afectar sus propiedades antioxidantes. Proporcionaremos recomendaciones prácticas para preservar los antioxidantes del aceite de oliva durante la cocción y el almacenamiento, garantizando así la máxima eficacia antioxidante.

6.14 Posibles Interacciones con Medicamentos y Consideraciones Específicas

Es esencial abordar posibles interacciones con medicamentos y considerar precauciones específicas al incorporar el aceite de oliva con propiedades antioxidantes en la dieta. Analizaremos situaciones en las que el consumo de aceite de oliva podría requerir precauciones y proporcionaremos información sobre cómo integrarlo de manera segura en la alimentación diaria.

6.15 Perspectivas Futuras en la Investigación de los Efectos Antioxidantes del Aceite de Oliva

La investigación sobre los efectos antioxidantes del aceite de oliva sigue evolucionando. Exploraremos las perspectivas futuras en esta área, destacando áreas de investigación prometedoras que podrían proporcionar información adicional sobre cómo el aceite de oliva puede ser un componente clave en la protección contra el estrés oxidativo y la promoción de la salud.

Este capítulo proporciona un análisis detallado de los efectos antioxidantes del aceite de oliva, desde su composición antioxidante hasta sus aplicaciones en la protección de sistemas específicos y la prevención de enfermedades relacionadas con el estrés oxidativo. Al entender cómo el aceite de oliva puede contrarrestar el estrés oxidativo, podemos aprovechar al máximo sus beneficios para la salud y bienestar general.

Capítulo 7: Influencia del Aceite de Oliva en la Digestión

La digestión es un proceso fundamental para la absorción de nutrientes y el mantenimiento de la salud gastrointestinal. En este capítulo, exploraremos cómo el aceite de oliva puede influir en diversos aspectos de la digestión, desde su impacto en la absorción de nutrientes hasta su papel en la salud general del sistema gastrointestinal.

7.1 Composición del Aceite de Oliva y su Interacción con Enzimas Digestivas

El aceite de oliva, compuesto principalmente por ácidos grasos monoinsaturados, puede interactuar con las enzimas digestivas que descomponen las grasas en el tracto gastrointestinal. Analizaremos cómo la composición del aceite de oliva afecta la digestión de las grasas y cómo esta interacción puede influir en la absorción de nutrientes.

7.2 Estímulo de la Secreción de Bilis y su Papel en la Digestión de las Grasas

La bilis es una sustancia producida por el hígado que juega un papel crucial en la emulsificación de las grasas para facilitar su digestión. Examinaremos cómo el aceite de oliva puede estimular la secreción de bilis, mejorando así la digestión de las grasas y la absorción de sus componentes.

7.3 Influencia en la Absorción de Nutrientes Liposolubles

Los nutrientes liposolubles, como las vitaminas A, D, E y K, requieren grasas para su absorción eficiente. Exploraremos cómo el consumo de aceite de oliva puede mejorar la absorción de estos nutrientes esenciales, contribuyendo así a la salud óptima y al equilibrio nutricional.

7.4 Impacto en la Motilidad Gastrointestinal y la Prevención del Estreñimiento

El aceite de oliva ha sido asociado con la mejora de la motilidad gastrointestinal, promoviendo el movimiento eficiente de los alimentos a lo largo del tracto digestivo. Analizaremos cómo esta influencia en la motilidad puede contribuir a la prevención del estreñimiento y al mantenimiento de la regularidad intestinal.

7.5 Modulación de la Microbiota Intestinal y sus Implicaciones para la Salud Digestiva

La microbiota intestinal, compuesta por billones de microorganismos, desempeña un papel crucial en la salud digestiva. Examinaremos estudios que sugieren cómo el aceite de oliva puede tener un impacto en la modulación de la, microbiota intestinal promoviendo un equilibrio beneficioso para la salud gastrointestinal.

7.6 Reducción de la Inflamación y Protección del Revestimiento Gastrointestinal

La inflamación en el tracto gastrointestinal puede contribuir a diversas afecciones digestivas. El aceite de oliva, con sus propiedades antiinflamatorias, puede ofrecer protección al revestimiento gastrointestinal, reduciendo el riesgo de inflamación y mejorando la salud general del sistema digestivo.

7.7 Influencia en la Secreción de Mucosidad y la Protección de la Barrera Gastrointestinal

La mucosidad en el tracto gastrointestinal desempeña un papel clave en la protección del revestimiento y la prevención de daños. Analizaremos cómo el aceite de oliva puede influir en la secreción de mucosidad, fortaleciendo la barrera gastrointestinal y promoviendo un entorno saludable para la digestión.

7.8 Potencial en la Reducción del Riesgo de Enfermedades Digestivas Crónicas

El aceite de oliva, con sus propiedades beneficiosas para la digestión y la salud gastrointestinal, puede tener un papel en la reducción del riesgo de enfermedades digestivas crónicas. Examinaremos estudios que exploran cómo el consumo regular de aceite de oliva puede estar asociado con una menor incidencia de afecciones como la enfermedad inflamatoria intestinal y la enfermedad del reflujo gastroesofágico.

7.9 Consideraciones en Casos de Enfermedades Digestivas y Recomendaciones para su Inclusión en la Dieta

En casos de enfermedades digestivas específicas, es crucial abordar consideraciones individuales y seguir pautas adecuadas. Proporcionaremos recomendaciones prácticas para la inclusión del aceite de oliva en la dieta en el contexto de enfermedades digestivas, considerando factores como la tolerancia y las necesidades nutricionales.

7.10 Evaluación de la Calidad del Aceite de Oliva y su Impacto en la Digestión

La calidad del aceite de oliva puede afectar su impacto en la digestión, y es esencial seleccionar opciones de alta calidad. Examinaremos cómo evaluar la calidad del aceite de oliva y qué factores pueden influir en su capacidad para respaldar la digestión de manera efectiva.

7.11 Comparación con Otros Aceites y Grasas en Relación con la Digestión

La elección de aceites y grasas en la dieta puede tener un impacto en la digestión. En este apartado, compararemos el aceite de oliva con otros tipos de aceites y grasas comunes, evaluando sus efectos relativos en la digestión y proporcionando una guía para tomar decisiones informadas sobre la selección de grasas en la dieta.

7.12 Posibles Interacciones con Medicamentos y Consideraciones Específicas

Es importante abordar posibles interacciones con medicamentos y considerar precauciones específicas al incorporar el aceite de oliva en la dieta, especialmente en casos de

enfermedades digestivas crónicas.
Examinaremos posibles consideraciones y
proporcionaremos información sobre cómo
integrar de manera segura el aceite de oliva en
la alimentación diaria.

7.13 Perspectivas Futuras en la Investigación de la Influencia del Aceite de Oliva en la Digestión

La investigación sobre la influencia del aceite
de oliva en la digestión sigue evolucionando.
Exploraremos las perspectivas futuras en esta
área, destacando áreas de investigación
prometedoras que podrían proporcionar
información adicional sobre cómo el aceite de
oliva puede ser un componente clave para
mejorar la salud digestiva.

Este capítulo ofrece una exploración detallada
de la influencia del aceite de oliva en la
digestión, desde su interacción con enzimas

digestivas hasta su papel en la protección del sistema gastrointestinal. Al comprender cómo el aceite de oliva afecta la digestión, podemos aprovechar sus beneficios para promover una digestión saludable y respaldar la salud gastrointestinal.

Capítulo 8: Contribución del Aceite de Oliva a la Pérdida de Peso

La pérdida de peso es un objetivo común para muchas personas, y la dieta desempeña un papel crucial en este proceso. En este capítulo, exploraremos cómo el aceite de oliva puede contribuir a la pérdida de peso, examinando sus efectos en el metabolismo, la saciedad, la composición corporal y otros aspectos relacionados con la gestión del peso.

8.1 Composición del Aceite de Oliva y su Impacto en el Metabolismo

La composición única del aceite de oliva, rica en ácidos grasos monoinsaturados, puede influir en el metabolismo de manera positiva. Analizaremos cómo el aceite de oliva puede afectar la oxidación de grasas, la termogénesis y otros procesos metabólicos que tienen implicaciones en la pérdida de peso.

8.2 Influencia en la Saciedad y el Control del Apetito

La sensación de saciedad y el control del apetito son elementos fundamentales en la gestión del peso. Examinaremos cómo el aceite de oliva, gracias a su contenido de ácidos grasos monoinsaturados y su capacidad para modular las señales de saciedad, puede contribuir a la reducción del apetito y al control del consumo de alimentos.

8.3 Efectos en la Distribución de Grasa Corporal y la Composición Corporal

La distribución de grasa corporal y la composición corporal son consideraciones clave en la pérdida de peso. Exploraremos estudios que sugieren cómo el aceite de oliva puede tener efectos beneficiosos en la reducción de la grasa abdominal y la mejora de la composición corporal, contribuyendo así a la gestión del peso.

8.4 Participación en la Regulación de Genes Relacionados con el Metabolismo y la Grasa

El aceite de oliva ha mostrado tener un impacto en la regulación de genes vinculados al metabolismo y al almacenamiento de grasa. Analizaremos cómo sus componentes bioactivos pueden afectar la expresión genética, contribuyendo a procesos metabólicos que favorecen la pérdida de peso.

8.5 Influencia en la Prevención de la Ganancia de Peso

Prevenir la ganancia de peso es tan importante como perder peso. Examinaremos cómo el aceite de oliva, como parte de una dieta equilibrada, puede contribuir a la prevención de la ganancia de peso a largo plazo y mantener un peso corporal saludable.

8.6 Participación en la Reducción de la Inflamación Relacionada con la Obesidad

La obesidad a menudo está asociada con inflamación crónica, que puede contribuir a diversas enfermedades. Exploraremos cómo el aceite de oliva, con sus propiedades antiinflamatorias, puede ayudar a reducir la inflamación relacionada con la obesidad y mejorar la salud general.

8.7 Impacto en la Salud Metabólica y la Prevención de Enfermedades Relacionadas con la Obesidad

La obesidad está vinculada a enfermedades metabólicas, como la diabetes tipo 2 y las enfermedades cardiovasculares. Analizaremos estudios que sugieren cómo el aceite de oliva puede tener un papel en la mejora de la salud metabólica y la prevención de enfermedades asociadas a la obesidad.

8.8 Consideraciones en Estrategias de Pérdida de Peso y Recomendaciones para la Inclusión de Aceite de Oliva

Desarrollaremos recomendaciones prácticas para la inclusión del aceite de oliva en estrategias de pérdida de peso, considerando la cantidad, la calidad y la forma de incorporación en la dieta. Proporcionaremos pautas para maximizar los beneficios del aceite de oliva en el contexto de un plan de pérdida de peso efectivo y sostenible.

8.9 Evaluación de la Calidad del Aceite de Oliva y su Importancia en la Pérdida de Peso

La calidad del aceite de oliva puede afectar su impacto en la pérdida de peso. Examinaremos cómo evaluar la calidad del aceite de oliva y qué factores considerar al seleccionar opciones que respalden eficazmente los objetivos de pérdida de peso.

8.10 Comparación con Otros Enfoques para la Pérdida de Peso: Dietas y Suplementos

El aceite de oliva no es el único enfoque para la pérdida de peso. En este apartado, compararemos los efectos del aceite de oliva con otros enfoques comunes, como diferentes tipos de dietas y suplementos, para proporcionar una visión completa de las opciones disponibles.

8.11 Posibles Interacciones con Medicamentos y Precauciones en Programas de Pérdida de Peso

Es esencial abordar posibles interacciones con medicamentos y considerar precauciones específicas al incorporar el aceite de oliva en programas de pérdida de peso. Analizaremos situaciones en las que el consumo de aceite de oliva podría requerir precauciones y proporcionaremos información sobre cómo integrarlo de manera segura en estrategias de pérdida de peso.

8.12 Perspectivas Futuras en la Investigación de la Contribución del Aceite de Oliva a la Pérdida de Peso

La investigación sobre la contribución del aceite de oliva a la pérdida de peso sigue evolucionando. Exploraremos las perspectivas futuras en esta área, destacando áreas de investigación prometedoras que podrían proporcionar información adicional sobre cómo el aceite de oliva puede ser un componente valioso en la gestión del peso corporal.

Este capítulo proporciona un análisis detallado de la contribución del aceite de oliva a la pérdida de peso, desde su impacto en el metabolismo hasta su papel en la regulación del apetito y la composición corporal. Al entender cómo el aceite de oliva puede influir en múltiples aspectos relacionados con la pérdida de peso, podemos aprovechar sus beneficios para respaldar programas efectivos y sostenibles de pérdida de peso.

Capítulo 9: Propiedades Antimicrobianas del Aceite de Oliva

En este capítulo, exploraremos las propiedades antimicrobianas del aceite de oliva, destacando cómo sus componentes bioactivos pueden desempeñar un papel fundamental en la inhibición y el control de microorganismos patógenos. Analizaremos la investigación científica que respalda estas propiedades y su aplicabilidad en diversos contextos.

9.1 Composición Antimicrobiana del Aceite de Oliva: Ácidos Grasos, Polifenoles y Compuestos Relacionados

La composición del aceite de oliva incluye una variedad de componentes con propiedades antimicrobianas, como ácidos grasos monoinsaturados, polifenoles y otros compuestos bioactivos. Exploraremos cómo estos elementos trabajan sinérgicamente para inhibir el crecimiento de microorganismos patógenos.

9.2 Acción Antimicrobiana contra Bacterias Patógenas: Estudios y Mecanismos de Acción

El aceite de oliva ha mostrado actividad antimicrobiana contra diversas bacterias patógenas. Analizaremos estudios que investigan la efectividad del aceite de oliva y exploraremos los mecanismos mediante los cuales puede inhibir el crecimiento bacteriano, incluyendo la alteración de membranas celulares y la interferencia con procesos metabólicos.

9.3 Efectos Antifúngicos del Aceite de Oliva y su Aplicación en Infecciones Fúngicas

Las propiedades antifúngicas del aceite de oliva también son objeto de investigación. Examinaremos estudios que evalúan su eficacia contra hongos patógenos y cómo puede aplicarse en el manejo de infecciones fúngicas, abordando posibles mecanismos de acción y consideraciones relevantes.

9.4 Actividad Antiviral del Aceite de Oliva y su Potencial en la Prevención de Infecciones Virales

La investigación ha sugerido que el aceite de oliva podría tener actividad antiviral contra ciertos patógenos. Analizaremos estudios que exploran su eficacia en la prevención de infecciones virales y los mecanismos que podrían estar involucrados en esta acción antiviral.

9.5 Aplicaciones en la Conservación de Alimentos y la Inhibición de Patógenos Alimentarios

Las propiedades antimicrobianas del aceite de oliva tienen implicaciones en la conservación de alimentos. Exploraremos cómo su aplicación puede ayudar a inhibir patógenos alimentarios, extendiendo la vida útil de los alimentos y contribuyendo a la seguridad alimentaria.

9.6 Influencia en la Salud Bucal y la Prevención de Infecciones Dentales

La salud bucal está vinculada a la presencia de microorganismos en la cavidad oral. Examinaremos cómo el aceite de oliva, con sus propiedades antimicrobianas, puede tener aplicaciones en la prevención de infecciones dentales y promover una salud bucal óptima.

9.7 Potencial en el Tratamiento de Infecciones Cutáneas y Dermatológicas

Las propiedades antimicrobianas del aceite de oliva también pueden extenderse al tratamiento de infecciones cutáneas y dermatológicas. Analizaremos estudios que investigan su eficacia en estas aplicaciones y cómo puede contribuir al manejo de afecciones de la piel causadas por microorganismos patógenos.

9.8 Consideraciones en la Selección de Tipos de Aceite de Oliva para Propiedades Antimicrobianas

No todos los tipos de aceite de oliva poseen las mismas propiedades antimicrobianas. Examinaremos cómo la calidad y el tipo de aceite de oliva, como el virgen extra o el virgen, pueden afectar su capacidad para actuar como agente antimicrobiano.

9.9 Comparación con Otros Agentes Antimicrobianos: Medicamentos y Alternativas Naturales

El aceite de oliva no es el único agente antimicrobiano disponible. En este apartado, compararemos sus propiedades con otros agentes antimicrobianos, como medicamentos y alternativas naturales, para evaluar su eficacia relativa y su aplicabilidad en diferentes situaciones.

9.10 Posibles Interacciones y Precauciones en la Aplicación del Aceite de Oliva con Propiedades Antimicrobianas

Es importante abordar posibles interacciones y considerar precauciones al aplicar el aceite de oliva con propiedades antimicrobianas, especialmente en situaciones clínicas específicas. Examinaremos consideraciones importantes para garantizar su uso seguro y efectivo.

9.11 Evaluación de la Calidad del Aceite de Oliva para Propiedades Antimicrobianas

La calidad del aceite de oliva es esencial para sus propiedades antimicrobianas. Exploraremos cómo evaluar la calidad del aceite de oliva y qué factores pueden influir en su capacidad para actuar como agente antimicrobiano.

9.12 Perspectivas Futuras en la Investigación de las Propiedades Antimicrobianas del Aceite de Oliva

La investigación sobre las propiedades antimicrobianas del aceite de oliva sigue evolucionando. Exploraremos las perspectivas futuras en esta área, destacando áreas de investigación prometedoras que podrían proporcionar información adicional sobre cómo el aceite de oliva puede ser una herramienta valiosa en el control de microorganismos patógenos.

Este capítulo ofrece una visión completa de las propiedades antimicrobianas del aceite de oliva, desde su composición hasta sus aplicaciones en la prevención y el control de infecciones bacterianas, fúngicas y virales. Al entender cómo el aceite de oliva puede actuar como agente antimicrobiano, podemos aprovechar sus beneficios en diversas áreas, desde la conservación de alimentos hasta el tratamiento de infecciones cutáneas.

Capítulo 10: Beneficios del Aceite de Oliva para la Piel y el Cabello

En este capítulo, exploraremos los beneficios que el aceite de oliva puede ofrecer para la salud de la piel y el cabello. Analizaremos sus propiedades nutritivas, antioxidantes y antiinflamatorias, así como sus aplicaciones en el cuidado diario, abordando temas desde la hidratación hasta el tratamiento de afecciones cutáneas y el fortalecimiento capilar.

10.1 Composición Nutritiva del Aceite de Oliva para la Piel y el Cabello

El aceite de oliva es rico en nutrientes esenciales, como ácidos grasos monoinsaturados, vitamina E y polifenoles. Examinaremos cómo esta composición nutricional puede beneficiar tanto a la piel como al cabello, proporcionando los elementos necesarios para su salud y vitalidad.

10.2 Hidratación Profunda y Retención de Humedad en la Piel

La capacidad del aceite de oliva para penetrar las capas más profundas de la piel lo convierte en un hidratante efectivo. Analizaremos cómo puede ayudar a retener la humedad, previniendo la sequedad y contribuyendo a la suavidad y elasticidad de la piel.

10.3 Tratamiento de Piel Seca y Escamosa con Aceite de Oliva

La piel seca y escamosa puede beneficiarse de las propiedades emolientes del aceite de oliva. Exploraremos cómo su aplicación regular puede aliviar la sequedad cutánea, restaurando la barrera lipídica natural de la piel y mejorando su textura.

10.4 Propiedades Antiinflamatorias y Calmantes para Problemas Cutáneos

El aceite de oliva contiene compuestos antiinflamatorios que pueden ser beneficiosos para tratar problemas cutáneos como la irritación y el enrojecimiento. Analizaremos cómo estas propiedades pueden calmar la piel y ayudar en el tratamiento de condiciones inflamatorias como la dermatitis.

10.5 Estimulación de la Regeneración Celular y la Renovación Cutánea

La regeneración celular es clave para mantener una piel saludable y radiante. Examinaremos cómo el aceite de oliva, con sus propiedades antioxidantes, puede estimular la regeneración celular y la renovación cutánea, contribuyendo a una apariencia más juvenil.

10.6 Reducción de la Aparición de Arrugas y Líneas Finas

Las propiedades antioxidantes del aceite de oliva pueden ayudar a combatir los signos del envejecimiento cutáneo, incluyendo arrugas y líneas finas. Exploraremos cómo su aplicación regular puede tener efectos positivos en la elasticidad y firmeza de la piel.

10.7 Aplicaciones en el Tratamiento de Cicatrices y Estrías

El aceite de oliva ha sido considerado por su potencial en la mejora de cicatrices y estrías. Analizaremos estudios que exploran su efectividad en la reducción de la apariencia de cicatrices y estrías, así como recomendaciones prácticas para su aplicación.

10.8 Protección contra los Daños del Sol y la Piel Fotoenvejecida

La exposición solar puede causar daño a la piel, contribuyendo al fotoenvejecimiento. Examinaremos cómo el aceite de oliva, con sus propiedades antioxidantes, puede ofrecer protección contra los daños del sol y ayudar a prevenir el envejecimiento prematuro de la piel.

10.9 Beneficios para el Cabello: Fortalecimiento, Brillo y Suavidad

El aceite de oliva también puede ser beneficioso para el cabello. Exploraremos cómo su aplicación puede fortalecer el cabello, proporcionar brillo y suavidad, así como contribuir a la salud general del cuero cabelludo.

10.10 Tratamiento del Cuero Cabelludo Seco y Caspa con Aceite de Oliva

Problemas como el cuero cabelludo seco y la caspa pueden abordarse con el uso adecuado de aceite de oliva. Analizaremos cómo sus propiedades hidratantes y antiinflamatorias pueden ayudar a aliviar estas condiciones del cuero cabelludo.

10.11 Estimulación del Crecimiento Capilar y Prevención de la Caída del Cabello

El aceite de oliva también se ha asociado con la estimulación del crecimiento capilar y la prevención de la caída del cabello. Examinaremos estudios que investigan su impacto en la salud capilar y proporcionaremos recomendaciones para su aplicación.

10.12 Aplicaciones Prácticas en Rutinas de Cuidado de la Piel y el Cabello

Proporcionaremos sugerencias prácticas sobre cómo incorporar el aceite de oliva en las rutinas de cuidado diario para maximizar sus beneficios para la piel y el cabello. Esto incluirá consejos sobre aplicación, frecuencia y combinaciones con otros productos de cuidado.

10.13 Posibles Interacciones con Otros Productos de Cuidado y Recomendaciones Específicas

Es esencial abordar posibles interacciones con otros productos de cuidado y considerar recomendaciones específicas para garantizar la eficacia y seguridad del uso del aceite de oliva en la piel y el cabello. Analizaremos situaciones que podrían requerir precauciones y ofreceremos pautas para una aplicación segura.

10.14 Perspectivas Futuras en la Investigación de los Beneficios para la Piel y el Cabello

La investigación sobre los beneficios del aceite de oliva para la piel y el cabello sigue evolucionando. Exploraremos las perspectivas futuras en esta área, destacando áreas de investigación prometedoras que podrían proporcionar información adicional sobre cómo el aceite de oliva puede ser un aliado valioso en el cuidado personal.

Este capítulo ofrece una visión integral de los beneficios del aceite de oliva para la piel y el cabello, desde sus propiedades nutritivas hasta su aplicación práctica en rutinas de cuidado diario. Al entender cómo el aceite de oliva puede ser una herramienta versátil en el cuidado personal, podemos aprovechar sus múltiples beneficios para lograr una piel y cabello saludables y radiantes.

Capítulo 11: El Aceite de Oliva en la Cocina y la Gastronomía

En este capítulo, exploraremos las diversas aplicaciones culinarias y gastronómicas del aceite de oliva. Desde sus propiedades organolépticas hasta su versatilidad en la cocina, abordaremos aspectos como la elección del aceite adecuado, técnicas de cocina, maridaje con alimentos y su papel en la dieta mediterránea.

11.1 Propiedades Organolépticas del Aceite de Oliva: Aromas, Sabores y Texturas

El aceite de oliva es conocido por sus ricos perfiles organolépticos que incluyen aromas, sabores y texturas distintivas. Examinaremos cómo estos elementos pueden variar según la variedad de aceitunas, el proceso de extracción y la región de cultivo, proporcionando una guía para apreciar y seleccionar aceites de oliva de alta calidad.

11.2 Clasificación de Aceites de Oliva: Virgen Extra, Virgen, Lampante y Refinado

Diferentes clasificaciones de aceites de oliva reflejan su calidad y pureza. Analizaremos las categorías de virgen extra, virgen, lampante y refinado, destacando las características de cada una y proporcionando pautas para la selección adecuada en función de las necesidades culinarias.

11.3 Técnicas de Cocina con Aceite de Oliva: Freír, Saltear, Asar y Aderezar

El aceite de oliva es versátil en la cocina y puede utilizarse en diversas técnicas culinarias. Exploraremos cómo se desempeña en técnicas como freír, saltear, asar y aderezar, brindando consejos prácticos para optimizar su uso y resaltar sus propiedades organolépticas.

11.4 Maridaje de Aceite de Oliva con Alimentos: Principios y Ejemplos

El maridaje de aceite de oliva con alimentos es una parte integral de la experiencia gastronómica. Analizaremos los principios detrás de un buen maridaje, destacando ejemplos específicos que resalten la complementariedad de ciertos aceites con platos específicos.

11.5 Uso en Salsas, Aderezos y Vinagretas: Realzando Sabores y Texturas

El aceite de oliva es un componente clave en la creación de salsas, aderezos y vinagretas que realzan los sabores y texturas de los platos. Examinaremos recetas y técnicas para aprovechar al máximo sus propiedades en la preparación de estos elementos culinarios.

11.6 Participación en la Dieta Mediterránea: Beneficios para la Salud y Sabores Tradicionales

El aceite de oliva es un pilar fundamental de la dieta mediterránea, conocida por sus beneficios para la salud y sabores tradicionales. Exploraremos cómo el aceite de oliva se integra en esta dieta, destacando su papel en la prevención de enfermedades y la promoción de un estilo de vida saludable.

11.7 El Aceite de Oliva como Ingrediente Gourmet: Usos Creativos en la Alta Cocina

En la alta cocina, el aceite de oliva se utiliza como un ingrediente gourmet para realzar platos sofisticados. Analizaremos usos creativos en la alta cocina y cómo chefs reconocidos aprovechan sus propiedades para crear experiencias culinarias únicas.

11.8 Conservación y Almacenamiento Adecuado del Aceite de Oliva

La conservación y el almacenamiento adecuado del aceite de oliva son fundamentales para mantener sus propiedades organolépticas y nutricionales. Proporcionaremos pautas prácticas para almacenar el aceite de oliva de manera óptima y evitar la degradación prematura.

11.9 Comparación con Otros Aceites de Cocina: Aspectos Nutricionales y de Sabor

Compararemos el aceite de oliva con otros aceites de cocina comunes, evaluando aspectos nutricionales, sabores y usos culinarios. Esto proporcionará una guía para elegir el aceite más adecuado según la preparación y las preferencias individuales.

11.10 Aceite de Oliva en la Repostería: Alternativas Saludables y Sabores Especiales

El aceite de oliva también puede ser utilizado en la repostería como una alternativa saludable a otros tipos de grasas. Exploraremos cómo su sabor único puede agregar matices especiales a postres y panificaciones.

11.11 Posibles Interacciones y Consideraciones en Dietas Específicas

Es esencial abordar posibles interacciones y consideraciones al incorporar aceite de oliva en dietas específicas, como dietas bajas en grasa o restricciones alimentarias. Analizaremos cómo adaptar el uso del aceite de oliva según las necesidades dietéticas individuales.

11.12 Perspectivas Futuras en la Investigación de Usos Culinarios del Aceite de Oliva

La investigación sobre los usos culinarios del aceite de oliva sigue evolucionando. Exploraremos las perspectivas futuras en esta área, destacando posibles innovaciones y tendencias que podrían influir en su aplicación en la cocina y la gastronomía.

Este capítulo ofrece una exploración detallada de los usos del aceite de oliva en la cocina y la gastronomía, desde sus propiedades organolépticas hasta técnicas de cocina, maridaje de alimentos y su papel en la dieta mediterránea. Al entender cómo el aceite de oliva puede ser utilizado de manera creativa en la cocina, podemos aprovechar su versatilidad para mejorar la calidad y el sabor de nuestros platos.

Capítulo 12: Implicaciones del Aceite de Oliva en la Longevidad y la Salud

En este capítulo, exploraremos cómo el consumo de aceite de oliva puede tener implicaciones positivas en la longevidad y la salud general. Analizaremos estudios científicos que investigan los posibles mecanismos detrás de estos efectos beneficiosos y cómo el aceite de oliva se ha asociado con la promoción de una vida más larga y saludable.

12.1 Componentes del Aceite de Oliva Relacionados con la Longevidad

Examinaremos los componentes específicos del aceite de oliva, como los ácidos grasos monoinsaturados y los polifenoles, que han sido asociados con beneficios para la salud y la longevidad. Analizaremos cómo estos componentes pueden afectar los procesos biológicos que influyen en el envejecimiento.

12.2 Efectos del Aceite de Oliva en la Inflamación Crónica y el Estrés Oxidativo

La inflamación crónica y el estrés oxidativo son factores relacionados con el envejecimiento y diversas enfermedades crónicas. Exploraremos cómo el aceite de oliva, con sus propiedades antiinflamatorias y antioxidantes, puede ayudar a reducir estos procesos y contribuir a una salud mejorada.

12.3 Influencia en la Prevención de Enfermedades Relacionadas con el Envejecimiento

El envejecimiento a menudo está asociado con un mayor riesgo de enfermedades crónicas. Analizaremos cómo el consumo regular de aceite de oliva se ha asociado con la prevención de enfermedades cardiovasculares, neurodegenerativas y otras condiciones relacionadas con el envejecimiento.

12.4 Impacto en la Salud Cardiovascular y la Longevidad

La salud cardiovascular es un componente clave de la longevidad. Examinaremos cómo el aceite de oliva puede tener un impacto positivo en la salud del corazón, desde la reducción del colesterol hasta la mejora de la función arterial, y cómo esto puede contribuir a una vida más larga y saludable.

12.5 Relación con la Función Cerebral y la Prevención de Enfermedades Neurodegenerativas

La función cerebral y la prevención de enfermedades neurodegenerativas son aspectos esenciales para la salud a medida que envejecemos. Analizaremos estudios que sugieren cómo el aceite de oliva, con sus propiedades neuroprotectoras, puede tener implicaciones en la función cerebral y la prevención de enfermedades como el Alzheimer.

12.6 Influencia en el Metabolismo y la Prevención de la Diabetes Tipo 2

La diabetes tipo 2 es una preocupación común relacionada con el envejecimiento. Exploraremos cómo el aceite de oliva puede influir en el metabolismo y la sensibilidad a la insulina, contribuyendo a la prevención de la diabetes tipo 2 y sus complicaciones.

12.7 Posible Papel en la Reducción del Riesgo de Cáncer

El cáncer es una enfermedad asociada con el envejecimiento, y la dieta desempeña un papel en su prevención. Analizaremos estudios que exploran la relación entre el consumo de aceite de oliva y la reducción del riesgo de ciertos tipos de cáncer, así como los posibles mecanismos detrás de estos efectos protectores.

12.8 Beneficios para el Sistema Inmunológico y la Resistencia a Enfermedades

La función saludable del sistema inmunológico es crucial para la longevidad y la resistencia a enfermedades. Examinaremos cómo el aceite de oliva puede tener beneficios inmunomoduladores que contribuyen a la respuesta eficaz del sistema inmunológico.

12.9 Promoción de un Peso Corporal Saludable y la Gestión del Peso a lo Largo de la Vida

Mantener un peso corporal saludable es un factor clave en la longevidad. Analizaremos cómo el aceite de oliva, al contribuir a la gestión del peso a través de diversos mecanismos, puede tener implicaciones positivas en la salud a lo largo de la vida.

12.10 Incorporación del Aceite de Oliva en Patrones de Dieta Longeva y Saludable

Exploraremos cómo el aceite de oliva se integra en patrones de dieta longeva, como la dieta mediterránea, y cómo puede ser parte de una estrategia global para promover la salud y la longevidad. Proporcionaremos pautas prácticas para su inclusión en la dieta diaria.

12.11 Estudios de Poblaciones Longevas y Consumo de Aceite de Oliva

Estudiaremos poblaciones longevas, como las de las regiones mediterráneas, y analizaremos cómo el consumo regular de aceite de oliva ha sido una característica común en sus dietas. Examinares si existe una correlación entre el consumo de aceite de oliva y la longevidad en estas poblaciones.

12.12 Factores a Considerar en la Inclusión del Aceite de Oliva en Estrategias de Longevidad

Es esencial abordar factores a considerar al incluir el aceite de oliva en estrategias de longevidad, como la calidad del aceite, la cantidad adecuada y su combinación con otros hábitos de vida saludables. Proporcionaremos recomendaciones para maximizar sus beneficios.

12.13 Posibles Interacciones con Medicamentos y Precauciones en el Consumo a Largo Plazo

Al utilizar el aceite de oliva como parte de una estrategia de longevidad, es importante considerar posibles interacciones con medicamentos y tomar precauciones a largo plazo. Analizaremos situaciones en las que el consumo de aceite de oliva podría requerir precauciones y proporcionaremos información sobre cómo integrarlo de manera segura en estrategias de longevidad.

12.14 Perspectivas Futuras en la Investigación de las Implicaciones del Aceite de Oliva en la Longevidad

La investigación sobre las implicaciones del aceite de oliva en la longevidad sigue evolucionando. Exploraremos las perspectivas futuras en esta área, destacando áreas de investigación prometedoras que podrían proporcionar información adicional sobre cómo el aceite de oliva puede ser un factor clave en la promoción de una vida más larga y saludable.

Este capítulo ofrece un análisis detallado de las implicaciones del aceite de oliva en la longevidad y la salud general, desde sus componentes hasta los posibles mecanismos de acción y su integración en estrategias de longevidad. Al entender cómo el consumo regular de aceite de oliva puede contribuir a una vida más larga y saludable, podemos tomar decisiones informadas para mejorar nuestra calidad de vida a medida que envejecemos.

Capítulo 13: Efectos Neuroprotectores del Aceite de Oliva

En este capítulo, exploraremos en detalle los efectos neuroprotectores del aceite de oliva, destacando cómo sus componentes bioactivos pueden influir positivamente en la salud cerebral y proteger contra enfermedades neurodegenerativas. Analizaremos estudios científicos que respaldan estos efectos y ofreceremos perspectivas sobre el papel del aceite de oliva en la promoción de una función cerebral saludable.

13.1 Introducción a los Efectos Neuroprotectores del Aceite de Oliva

Iniciaremos con una introducción que abordará la importancia de la salud cerebral y el surgimiento de la investigación sobre los efectos neuroprotectores del aceite de oliva. Presentaremos los conceptos clave que se explorarán en este capítulo y su relevancia para la salud neurológica.

13.2 Componentes Neuroactivos del Aceite de Oliva: Ácidos Grasos y Polifenoles

Examinaremos los componentes específicos del aceite de oliva que han demostrado tener efectos neuroprotectores, centrándonos en los ácidos grasos monoinsaturados, como el ácido oleico, y los polifenoles, como el oleocantal y los antioxidantes presentes en el aceite.

13.3 Acción Antiinflamatoria en el Sistema Nervioso Central

La inflamación crónica en el sistema nervioso central se asocia con enfermedades neurodegenerativas. Analizaremos cómo el aceite de oliva, a través de sus componentes antiinflamatorios, puede modular respuestas inflamatorias y ayudar a proteger las células cerebrales.

13.4 Protección Antioxidante y Lucha contra el Estrés Oxidativo

El estrés oxidativo es un factor contribuyente en el envejecimiento cerebral y las enfermedades neurodegenerativas. Examinaremos cómo los antioxidantes presentes en el aceite de oliva pueden contrarrestar el estrés oxidativo y proteger las células cerebrales de daños relacionados con los radicales libres.

13.5 Influencia en la Plasticidad Sináptica y la Formación de Memoria

La plasticidad sináptica es esencial para el aprendizaje y la formación de memoria. Exploraremos estudios que sugieren cómo el aceite de oliva podría influir en la plasticidad sináptica y mejorar la capacidad del cerebro para adaptarse y retener información.

13.6 Efectos en la Prevención y el Tratamiento de Enfermedades Neurodegenerativas

Centraremos nuestra atención en cómo el aceite de oliva ha sido asociado con la prevención y el tratamiento de enfermedades neurodegenerativas, incluyendo el Alzheimer y el Parkinson. Analizaremos evidencias científicas que respaldan estas asociaciones y los posibles mecanismos involucrados.

13.7 Mejora de la Función Cognitiva y Reducción del Declive Cognitivo

La función cognitiva juega un papel crucial en la calidad de vida, especialmente en el envejecimiento. Examinaremos cómo el aceite de oliva ha sido vinculado con mejoras en la función cognitiva y la reducción del declive cognitivo en estudios epidemiológicos y clínicos.

13.8 Penetración a través de la Barrera Hematoencefálica y Distribución en el Cerebro

La capacidad del aceite de oliva para atravesar la barrera hematoencefálica es esencial para sus efectos neuroprotectores. Analizaremos estudios que investigan la penetración del aceite de oliva en el cerebro y su distribución, proporcionando información sobre cómo sus componentes llegan a las células cerebrales.

13.9 Posibles Mecanismos de Acción a Nivel Molecular y Celular

Exploraremos posibles mecanismos de acción a nivel molecular y celular que respaldan los efectos neuroprotectores del aceite de oliva. Esto incluirá discusiones sobre cómo sus componentes pueden modular vías de señalización y proteger las células nerviosas.

13.10 Influencia en la Ansiedad y la Depresión: Aspectos Emocionales de la Salud Cerebral

La salud cerebral no se limita a funciones cognitivas, también incluye aspectos emocionales. Analizaremos estudios que sugieren cómo el consumo de aceite de oliva puede influir en la ansiedad y la depresión, proporcionando una perspectiva integral sobre su impacto en la salud mental.

13.11 Consideraciones en la Inclusión del Aceite de Oliva en la Dieta para la Salud Cerebral

Ofreceremos consideraciones prácticas sobre cómo incluir el aceite de oliva en la dieta para promover la salud cerebral. Esto incluirá pautas sobre la cantidad, la calidad del aceite y su combinación con otros hábitos alimentarios saludables.

13.12 Posibles Interacciones con Medicamentos y Precauciones en el Consumo a Largo Plazo

Es esencial abordar posibles interacciones con medicamentos y considerar precauciones al incorporar el aceite de oliva en la dieta a largo plazo para la salud cerebral. Analizaremos situaciones que podrían requerir precauciones y proporcionaremos información sobre cómo integrarlo de manera segura.

13.13 Perspectivas Futuras en la Investigación de los Efectos Neuroprotectores del Aceite de Oliva

Concluiremos el capítulo explorando las perspectivas futuras en la investigación de los efectos neuroprotectores del aceite de oliva. Destacaremos áreas de investigación prometedoras que podrían revelar nuevos aspectos de su influencia en la salud cerebral y la prevención de enfermedades neurodegenerativas.

Este capítulo proporciona una revisión completa de los efectos neuroprotectores del aceite de oliva, desde sus componentes hasta los posibles mecanismos de acción y su aplicación en la prevención y el tratamiento de enfermedades cerebrales. Al comprender cómo el aceite de oliva puede ser un aliado en la protección del cerebro, podemos tomar decisiones informadas para promover la salud cerebral a lo largo de la vida.

Capítulo 14: Consideraciones sobre el Consumo de Aceite de Oliva durante el Embarazo y la Lactancia

En este capítulo, abordaremos las consideraciones específicas relacionadas con el consumo de aceite de oliva durante el embarazo y la lactancia. Analizaremos cómo este aceite, conocido por sus beneficios para la salud, puede desempeñar un papel importante en estas etapas vitales, pero también destacaremos precauciones y pautas para asegurar un consumo seguro y saludable.

14.1 Introducción a las Consideraciones en Embarazadas y Lactantes

Comenzaremos con una introducción que destaque la importancia de la nutrición durante el embarazo y la lactancia. Presentaremos la relevancia del aceite de oliva en este contexto y los aspectos clave que se explorarán en este capítulo.

14.2 Componentes Nutricionales del Aceite de Oliva Beneficiosos para Embarazadas y Lactantes

Examinaremos los componentes nutricionales del aceite de oliva que pueden ser beneficiosos durante el embarazo y la lactancia. Esto incluirá ácidos grasos monoinsaturados, vitamina E y otros compuestos bioactivos que pueden contribuir al bienestar materno e infantil.

14.3 Importancia de los Ácidos Grasos Esenciales para el Desarrollo Fetal y la Lactancia

Durante el embarazo y la lactancia, los ácidos grasos esenciales, como el ácido linoleico y el ácido alfa-linolénico, son fundamentales para

el desarrollo fetal y la salud del lactante.
Analizaremos cómo el aceite de oliva, aunque
no es una fuente principal de estos ácidos
grasos, puede complementar su ingesta.

14.4 Papel de la Vitamina E en la Protección Antioxidante durante el Embarazo y la Lactancia

La vitamina E, presente en el aceite de oliva, es
conocida por sus propiedades antioxidantes.
Examinaremos cómo esta vitamina puede
desempeñar un papel crucial en la protección
contra el estrés oxidativo durante el embarazo
y la lactancia, contribuyendo al bienestar de la
madre y del bebé.

14.5 Beneficios Potenciales del Aceite de Oliva en la Prevención de Complicaciones del Embarazo

Algunas investigaciones sugieren que el consumo de aceite de oliva podría estar asociado con la prevención de complicaciones del embarazo, como la preeclampsia. Analizaremos estudios relevantes y proporcionaremos perspectivas sobre cómo el aceite de oliva puede contribuir a una gestación saludable.

14.6 Influencia del Aceite de Oliva en la Composición de la Leche Materna

La calidad de la leche materna es esencial para el crecimiento y desarrollo del lactante. Exploraremos estudios que investigan la influencia del consumo materno de aceite de oliva en la composición de la leche materna, destacando posibles beneficios para el bebé.

14.7 Pautas Prácticas para el Consumo de Aceite de Oliva durante el Embarazo y la Lactancia

Ofreceremos pautas prácticas sobre cómo incorporar el aceite de oliva en la dieta durante el embarazo y la lactancia. Esto incluirá recomendaciones sobre la cantidad adecuada, la calidad del aceite y formas seguras de integrarlo en la alimentación diaria.

14.8 Posibles Interacciones con Suplementos Prenatales y Otras Consideraciones

Es esencial abordar posibles interacciones con suplementos prenatales y otras consideraciones al consumir aceite de oliva durante el embarazo y la lactancia. Analizaremos situaciones que podrían requerir precauciones y proporcionaremos información sobre cómo equilibrar el consumo de aceite de oliva con otros aspectos de la dieta.

14.9 Recomendaciones Específicas para Mujeres Embarazadas y Lactantes con Condiciones Médicas Especiales

Mujeres embarazadas y lactantes con condiciones médicas específicas pueden tener necesidades nutricionales distintas. Proporcionaremos recomendaciones específicas para aquellas que enfrentan condiciones como diabetes gestacional, hipertensión u otras circunstancias que podrían requerir consideraciones adicionales.

14.10 Posibles Beneficios del Aceite de Oliva para la Salud Infantil y Desarrollo Cognitivo

Exploraremos la investigación sobre los posibles beneficios del aceite de oliva para la salud infantil y el desarrollo cognitivo. Analizaremos cómo el consumo materno de aceite de oliva podría tener implicaciones positivas en el crecimiento y la función cerebral del bebé.

14.11 Limitaciones y Consideraciones Éticas en la Investigación Relacionada con Embarazo y Lactancia

Es importante considerar las limitaciones y cuestiones éticas en la investigación relacionada con el embarazo y la lactancia. Discutiremos cómo la información disponible puede tener limitaciones y la importancia de basar las decisiones en la evidencia científica actualizada.

14.12 Perspectivas Futuras en la Investigación sobre Aceite de Oliva y Salud Materno-Infantil

Concluiremos el capítulo explorando las perspectivas futuras en la investigación sobre el aceite de oliva y la salud materno-infantil. Destacaremos áreas de investigación prometedoras que podrían revelar nuevos aspectos de la relación entre el consumo de aceite de oliva y el bienestar de la madre y el bebé.

Este capítulo ofrece una revisión exhaustiva de las consideraciones relacionadas con el consumo de aceite de oliva durante el embarazo y la lactancia, desde los beneficios nutricionales hasta las precauciones y pautas prácticas. Al comprender cómo integrar de manera segura el aceite de oliva en la dieta durante estas etapas cruciales, las mujeres pueden optimizar su nutrición para el bienestar tanto propio como de sus hijos.

Capítulo 15: Interacciones del Aceite de Oliva con Otras Enfermedades y Condiciones Médicas

En este capítulo, exploraremos las interacciones potenciales del aceite de oliva con diversas enfermedades y condiciones médicas. Aunque el aceite de oliva se considera beneficioso para la salud, es crucial comprender cómo puede afectar a individuos con condiciones médicas específicas. Analizaremos investigaciones científicas y proporcionaremos información relevante para aquellos que puedan enfrentar ciertas enfermedades.

15.1 Introducción a las Interacciones del Aceite de Oliva con Enfermedades y Condiciones Médicas

Comenzaremos con una introducción que destaque la importancia de comprender las interacciones del aceite de oliva con enfermedades y condiciones médicas. Presentaremos los conceptos clave que se explorarán en este capítulo y su relevancia para la salud general.

15.2 Interacciones Posibles con Enfermedades Cardiovasculares

Analizaremos cómo el aceite de oliva, conocido por sus beneficios para la salud cardiovascular, podría interactuar con enfermedades específicas del sistema cardiovascular, como la hipertensión, la hiperlipidemia y otras condiciones cardíacas. Examinaremos estudios que evalúan los efectos del aceite de oliva en estos contextos.

15.3 Influencia en la Diabetes Tipo 2 y la Resistencia a la Insulina

La diabetes tipo 2 es una enfermedad metabólica significativa. Exploraremos cómo el aceite de oliva puede influir en la diabetes tipo 2 y la resistencia a la insulina, destacando estudios que investigan su impacto en la regulación del azúcar en sangre y la salud metabólica.

15.4 Posibles Efectos en Enfermedades Autoinmunes

Algunas enfermedades autoinmunes involucran respuestas inmunológicas desreguladas. Analizaremos la investigación sobre cómo el aceite de oliva podría afectar a personas con enfermedades autoinmunes como la artritis reumatoide, el lupus y la enfermedad de Crohn.

15.5 Interacciones en Casos de Enfermedades Hepáticas y Trastornos del Hígado

El hígado desempeña un papel crucial en el metabolismo de grasas y aceites. Examinaremos cómo el aceite de oliva puede interactuar con enfermedades hepáticas como la esteatosis hepática no alcohólica (EHNA) y otros trastornos hepáticos.

15.6 Consideraciones en Casos de Trastornos Gastrointestinales

Las enfermedades gastrointestinales pueden afectar la absorción de nutrientes. Analizaremos cómo el aceite de oliva puede ser tolerado por individuos con trastornos gastrointestinales como la enfermedad inflamatoria intestinal (EII) y el síndrome del intestino irritable (SII).

15.7 Interacciones Potenciales con Enfermedades Renales y Trastornos Nefrológicos

El riñón desempeña un papel vital en la eliminación de productos de desecho. Exploraremos cómo el aceite de oliva puede interactuar con enfermedades renales y trastornos nefrológicos, teniendo en cuenta la función renal y la necesidad de restricciones dietéticas específicas.

15.8 Posibles Efectos en Enfermedades Respiratorias y Asma

Algunos estudios sugieren que la dieta puede influir en enfermedades respiratorias como el asma. Analizaremos cómo el aceite de oliva podría tener efectos en la salud respiratoria y si existen consideraciones especiales para personas con enfermedades pulmonares.

15.9 Influencia en Condiciones Neurológicas y Neurodegenerativas

Exploraremos cómo el aceite de oliva, con sus propiedades neuroprotectoras, podría interactuar con condiciones neurológicas y neurodegenerativas como el Alzheimer, el Parkinson y otros trastornos del sistema nervioso.

15.10 Consideraciones en Casos de Trastornos Psiquiátricos y de Salud Mental

La salud mental también es un aspecto importante a considerar. Analizaremos cómo el aceite de oliva podría tener influencia en trastornos psiquiátricos y de salud mental, incluyendo la depresión, la ansiedad y otros trastornos relacionados.

15.11 Interacciones Potenciales con Condiciones Oncológicas y Tratamientos del Cáncer

El cáncer es una enfermedad compleja, y la dieta puede desempeñar un papel en su prevención y tratamiento. Examinaremos cómo el aceite de oliva podría interactuar con condiciones oncológicas y tratamientos del cáncer.

15.12 Pautas para Personas con Enfermedades Crónicas y Consumo de Aceite de Oliva

Ofreceremos pautas generales para personas con enfermedades crónicas que estén considerando el consumo de aceite de oliva. Esto incluirá recomendaciones sobre la cantidad, la calidad del aceite y cómo integrarlo en su dieta de manera segura.

15.13 Consulta Médica y Adaptación de la Dieta según Condiciones Médicas Individuales

La consulta médica es esencial para aquellos con condiciones médicas específicas. Discutiremos la importancia de consultar a profesionales de la salud y adaptar la dieta según las condiciones médicas individuales, asegurando una atención personalizada.

15.14 Perspectivas Futuras en la Investigación sobre Interacciones del Aceite de Oliva con Enfermedades y Condiciones Médicas

Concluiremos el capítulo explorando las perspectivas futuras en la investigación sobre las interacciones del aceite de oliva con enfermedades y condiciones médicas. Destacaremos áreas de investigación emergentes que podrían proporcionar una comprensión más completa de estos aspectos.

Este capítulo ofrece una revisión detallada de las posibles interacciones del aceite de oliva con diversas enfermedades y condiciones médicas. Al comprender cómo este aceite puede afectar a individuos con condiciones médicas específicas, las personas pueden tomar decisiones informadas sobre su inclusión en la dieta en función de su salud individual.

Capítulo 16: Recomendaciones Prácticas para el Consumo de Aceite de Oliva

En este capítulo, proporcionaremos recomendaciones prácticas para el consumo de aceite de oliva. Aunque se reconoce ampliamente por sus beneficios para la salud, es importante comprender cómo incorporar este aceite de manera equilibrada en la dieta diaria. Analizaremos pautas generales, opciones de consumo y consideraciones específicas para maximizar los beneficios nutricionales.

16.1 Introducción a las Recomendaciones de Consumo de Aceite de Oliva

Comenzaremos con una introducción que resalte la importancia del aceite de oliva en la dieta y su contribución a la salud. Presentaremos los objetivos clave de este capítulo y su relevancia para una alimentación equilibrada.

16.2 Cantidad Recomendada de Consumo Diario de Aceite de Oliva

Analizaremos las recomendaciones generales sobre la cantidad diaria de aceite de oliva que se considera beneficiosa para la salud. Esto incluirá pautas de organizaciones de salud y expertos en nutrición para establecer una base sólida para el consumo diario.

16.3 Calidad del Aceite de Oliva: Clasificación y Elección de Tipos

La calidad del aceite de oliva varía, y es esencial comprender las clasificaciones y cómo elegir entre los diferentes tipos disponibles en el mercado. Examinaremos las categorías, como virgen extra y virgen, y ofreceremos consejos prácticos para seleccionar un aceite de alta calidad.

16.4 Formas de Consumo: Cocina, Aderezos y Más

El aceite de oliva es versátil y puede incorporarse de diversas formas en la cocina. Analizaremos opciones de consumo, como usarlo para cocinar, como aderezo en ensaladas o incluso en su forma cruda como complemento a platos ya preparados. Proporcionaremos sugerencias creativas para aprovechar al máximo su versatilidad.

16.5 Inclusión del Aceite de Oliva en Patrones de Dieta Saludable

Exploraremos cómo el aceite de oliva se integra en patrones de dieta saludable, como la dieta mediterránea. Analizaremos la combinación de alimentos, la proporción recomendada y cómo el aceite de oliva puede ser un componente clave para una alimentación equilibrada.

16.6 Momentos Óptimos para el Consumo de Aceite de Oliva

Aunque el aceite de oliva es beneficioso en cualquier momento, algunos momentos específicos pueden maximizar sus efectos. Examinaremos situaciones óptimas para su consumo, como en ayunas, durante las comidas o como parte de refrigerios saludables.

16.7 Combinación con Otros Alimentos y Nutrientes Esenciales

El aceite de oliva puede combinarse estratégicamente con otros alimentos para maximizar su absorción y beneficios. Analizaremos cómo combinarlo con nutrientes esenciales, como vegetales, frutas, granos enteros y proteínas magras, para crear comidas equilibradas y nutritivas.

16.8 Pautas para Personas con Necesidades Dietéticas Específicas

Algunas personas pueden tener necesidades dietéticas específicas debido a condiciones médicas o preferencias alimentarias. Proporcionaremos pautas adaptadas para individuos con restricciones dietéticas, como vegetarianos, veganos, personas con alergias alimentarias y aquellos que siguen patrones dietéticos específicos.

16.9 Consideraciones para Personas en Diferentes Etapas de la Vida

Las necesidades nutricionales varían a lo largo de la vida. Examinaremos recomendaciones específicas para el consumo de aceite de oliva en diferentes etapas de la vida, desde la infancia hasta la vejez, teniendo en cuenta los requisitos cambiantes en cada etapa.

16.10 Integración del Aceite de Oliva en Estilos de Vida Activos

Un estilo de vida activo y el ejercicio físico son componentes cruciales de la salud. Analizaremos cómo el aceite de oliva puede integrarse en dietas diseñadas para personas con estilos de vida activos y aquellos que buscan maximizar su rendimiento físico.

16.11 Recomendaciones Especiales para Personas con Objetivos de Pérdida de Peso

Para aquellos con objetivos de pérdida de peso, el aceite de oliva puede ser una herramienta valiosa. Proporcionaremos recomendaciones específicas para su inclusión en dietas diseñadas para la pérdida de peso, teniendo en cuenta las necesidades calóricas y la saciedad.

16.12 Estrategias para la Inclusión de Aceite de Oliva en Dietas Restringidas en Carbohidratos o Cetogénicas

Las dietas bajas en carbohidratos o cetogénicas han ganado popularidad. Examinaremos estrategias para incluir el aceite de oliva en estas dietas, considerando las restricciones de carbohidratos y la necesidad de fuentes saludables de grasas.

16.13 Adaptación del Consumo de Aceite de Oliva en Caso de Sensibilidades o Intolerancias

Algunas personas pueden tener sensibilidades o intolerancias alimentarias. Proporcionaremos consejos sobre cómo adaptar el consumo de aceite de oliva en casos de sensibilidades alimentarias comunes, como el gluten o la lactosa.

16.14 Perspectivas Futuras en la Investigación sobre el Consumo de Aceite de Oliva

Concluiremos el capítulo explorando las perspectivas futuras en la investigación sobre el consumo de aceite de oliva. Destacaremos áreas de investigación emergentes que podrían proporcionar una comprensión más profunda de cómo optimizar su consumo para la salud general.

Este capítulo ofrece recomendaciones prácticas y pautas para el consumo de aceite de oliva, adaptadas a diversas necesidades y preferencias. Al comprender cómo integrar este aceite de manera equilibrada en la dieta, las personas pueden aprovechar sus beneficios para la salud y mejorar su bienestar general.

Capítulo 17: Posibles Contraindicaciones y Precauciones en el Consumo de Aceite de Oliva

En este capítulo, examinaremos posibles contraindicaciones y precauciones asociadas con el consumo de aceite de oliva. Aunque generalmente se considera seguro y beneficioso para la salud, es esencial comprender situaciones específicas en las que su consumo puede requerir precauciones o estar contraindicado. Analizaremos investigaciones y proporcionaremos información relevante para una toma de decisiones informada.

17.1 Introducción a las Contraindicaciones y Precauciones del Consumo de Aceite de Oliva

Comenzaremos con una introducción que destaque la importancia de comprender las posibles contraindicaciones y precauciones asociadas con el consumo de aceite de oliva. Presentaremos los objetivos clave de este capítulo y su relevancia para la seguridad en la alimentación.

17.2 Alergias y Sensibilidades al Aceite de Oliva

Aunque raras, algunas personas pueden tener alergias o sensibilidades al aceite de oliva. Examinaremos cómo se manifiestan estas reacciones, qué componentes pueden ser responsables y cómo las personas con alergias alimentarias pueden manejar el consumo de aceite de oliva.

17.3 Interacciones con Medicamentos y Tratamientos Médicos

El aceite de oliva puede interactuar con algunos medicamentos y tratamientos médicos. Analizaremos cómo estas interacciones pueden afectar la eficacia de ciertos medicamentos y proporcionaremos información sobre situaciones en las que se debe tener precaución o consultar a un profesional de la salud.

17.4 Precauciones en Personas con Problemas de Vesícula Biliar o Trastornos Digestivos

El consumo de grasas, incluido el aceite de oliva, puede requerir precauciones en personas con problemas de vesícula biliar o trastornos digestivos. Examinaremos cómo el aceite de oliva puede afectar a aquellos con condiciones como cálculos biliares, pancreatitis u otros trastornos gastrointestinales.

17.5 Consideraciones en Personas con Trastornos Hemorrágicos o que Toman Anticoagulantes

El aceite de oliva contiene compuestos que pueden afectar la coagulación sanguínea. Analizaremos cómo esto podría ser relevante para personas con trastornos hemorrágicos o que toman anticoagulantes, y ofreceremos pautas sobre el consumo seguro de aceite de oliva en estas situaciones.

17.6 Posibles Efectos en Personas con Hipertensión Arterial

Aunque el aceite de oliva es reconocido por sus beneficios para la presión arterial, algunas consideraciones podrían aplicarse en casos de hipertensión arterial. Examinaremos cómo el consumo de aceite de oliva puede influir en la presión arterial y qué precauciones deben tomar las personas con hipertensión.

17.7 Impacto en Personas con Problemas Metabólicos y Resistencia a la Insulina

En situaciones de problemas metabólicos o resistencia a la insulina, el consumo de grasas debe ser considerado cuidadosamente. Analizaremos cómo el aceite de oliva puede afectar a personas con diabetes tipo 2, resistencia a la insulina u otros problemas metabólicos.

17.8 Posibles Contraindicaciones en Casos de Enfermedades Autoinmunes

Algunas investigaciones sugieren que el aceite de oliva puede tener interacciones con enfermedades autoinmunes. Examinaremos situaciones específicas en las que las personas con enfermedades autoinmunes deben tomar precauciones o limitar el consumo de aceite de Oliva.

17.9 Reacciones en Personas con Sensibilidad a los FODMAP

El aceite de oliva contiene compuestos FODMAP (fermentables, oligosacáridos, disacáridos, monosacáridos y polioles). Analizaremos cómo esto puede afectar a personas con sensibilidad a los FODMAP y proporcionaremos pautas sobre el consumo seguro de aceite de oliva en estos casos.

17.10 Posibles Efectos en Personas con Problemas Renales

El riñón juega un papel crucial en la eliminación de productos de desecho. Examinaremos cómo el consumo de aceite de oliva puede afectar a personas con problemas renales y ofreceremos pautas sobre el consumo seguro en casos de enfermedad renal crónica u otros trastornos renales.

17.11 Precauciones en Mujeres Embarazadas y en Período de Lactancia

Aunque hemos abordado específicamente las consideraciones para mujeres embarazadas y en período de lactancia en capítulos anteriores, reiteraremos algunas precauciones importantes relacionadas con el consumo de aceite de oliva durante estas etapas.

17.12 Posibles Contraindicaciones en Niños y Adolescentes

El consumo de aceite de oliva en niños y adolescentes generalmente se considera seguro, pero es esencial abordar posibles contraindicaciones o precauciones. Examinaremos situaciones en las que se debe tener cuidado al introducir el aceite de oliva en la dieta de niños y adolescentes.

17.13 Pautas para Personas Mayores y en Casos de Fragilidad Ósea

Las necesidades nutricionales pueden cambiar con la edad, y algunas personas mayores pueden enfrentar problemas de fragilidad ósea. Analizaremos cómo el consumo de aceite de oliva puede afectar a personas mayores y ofreceremos pautas para su inclusión segura en la dieta.

17.14 Consulta Médica y Adaptación de la Dieta según Condiciones Individuales

La consulta médica es esencial en situaciones individuales. Discutiremos la importancia de consultar a profesionales de la salud para evaluar las condiciones individuales y adaptar la dieta según las necesidades específicas de cada persona.

17.15 Perspectivas Futuras en la Investigación sobre Contraindicaciones y Precauciones

Concluiremos el capítulo explorando las perspectivas futuras en la investigación sobre las contraindicaciones y precauciones asociadas con el consumo de aceite de oliva. Destacaremos áreas de investigación emergentes que podrían proporcionar una comprensión más completa de estos aspectos.

Este capítulo ofrece información detallada sobre posibles contraindicaciones y precauciones asociadas con el consumo de aceite de oliva, asegurando que las personas tomen decisiones informadas sobre su inclusión en la dieta en función de sus condiciones individuales de salud.

Capítulo 18: Perspectivas Futuras en la Investigación sobre el Aceite de Oliva y la Salud

En este capítulo, exploraremos las perspectivas futuras en la investigación sobre el aceite de oliva y sus impactos en la salud. La ciencia continúa avanzando, y nuevas áreas de estudio podrían proporcionar una comprensión más profunda de los beneficios y posibles riesgos asociados con el consumo de este aceite. Analizaremos las tendencias emergentes, las tecnologías innovadoras y las direcciones prometedoras para la investigación futura.

18.1 Introducción a las Perspectivas Futuras en Investigación sobre el Aceite de Oliva y la Salud

Comenzaremos con una introducción que destaque la importancia de seguir investigando sobre el aceite de oliva y su relación con la salud. Presentaremos los objetivos clave de este capítulo y su relevancia para el avance del conocimiento científico.

18.2 Exploración de Nuevas Propiedades y Compuestos Bioactivos

La investigación futura podría centrarse en la identificación de nuevas propiedades y compuestos bioactivos en el aceite de oliva. Examinaremos cómo la ciencia puede descubrir beneficios adicionales y comprender mejor la complejidad de los componentes que contribuyen a la salud.

18.3 Impacto del Aceite de Oliva en la Microbiota Intestinal

El estudio de la microbiota intestinal ha ganado relevancia en la investigación sobre la salud. Analizaremos cómo el aceite de oliva podría influir en la composición y diversidad de la microbiota intestinal así como en los posibles efectos sobre la salud general.

18.4 Evaluación de los Efectos a Nivel Molecular y Genético

La investigación molecular y genética puede proporcionar información valiosa sobre cómo el aceite de oliva afecta a nivel celular y en la expresión génica. Examinaremos estudios que exploren estos aspectos, permitiendo una comprensión más precisa de los mecanismos subyacentes.

18.5 Desarrollo de Formulaciones Innovadoras y Uso Terapéutico

La investigación podría dirigirse hacia el desarrollo de formulaciones innovadoras de aceite de oliva con aplicaciones terapéuticas específicas. Analizaremos cómo las tecnologías emergentes podrían permitir la creación de productos más especializados para abordar condiciones de salud específicas.

18.6 Estudios a Largo Plazo sobre el Impacto en la Prevención de Enfermedades Crónicas

A medida que se acumulan datos a lo largo del tiempo, estudios a largo plazo podrían proporcionar una visión más clara del impacto del consumo regular de aceite de oliva en la prevención de enfermedades crónicas. Examinaremos la importancia de la investigación a largo plazo en la validación de beneficios a largo plazo.

18.7 Investigación sobre Formas Específicas de Consumo y Procesamiento

Diferentes formas de procesamiento y consumo pueden influir en los beneficios para la salud del aceite de oliva. Analizaremos cómo la investigación futura podría explorar los

efectos de formas específicas de consumo,
como el consumo en crudo, cocinado o como
suplemento dietético.

18.8 Enfoque en Poblaciones Específicas y Disparidades de Salud

La investigación podría centrarse en
comprender cómo el aceite de oliva afecta a
poblaciones específicas y abordar disparidades
de salud. Examinaremos estudios que
consideren factores como la edad, el género, el
grupo étnico y las condiciones de salud
preexistentes.

18.9 Evaluación de la Sostenibilidad y Calidad del Aceite de Oliva

La sostenibilidad y la calidad del aceite de oliva
son aspectos cruciales. Analizaremos cómo la
investigación futura podría abordar la
sostenibilidad de la producción de aceite de

oliva y garantizar la calidad del producto final para preservar sus beneficios nutricionales.

18.10 Exploración de la Interacción con Otros Componentes de la Dieta

El aceite de oliva se consume dentro de un contexto dietético más amplio. Examinaremos cómo la investigación podría explorar la interacción del aceite de oliva con otros componentes de la dieta, como hierbas, especias y otros alimentos, para comprender mejor sus efectos combinados.

18.11 Enfoque en la Educación Nutricional y Cambios en el Comportamiento

La investigación futura podría enfocarse en estrategias educativas y cambios en el comportamiento para fomentar un mayor consumo de aceite de oliva en la población. Analizaremos cómo la educación nutricional puede desempeñar un papel crucial en la promoción de hábitos alimenticios saludables.

18.12 Integración de Datos de Estudios Multidisciplinarios

Los enfoques multidisciplinarios pueden proporcionar una comprensión más completa de los efectos del aceite de oliva en la salud. Examinaremos cómo la integración de datos de estudios que abarquen disciplinas como la medicina, la biología, la nutrición y la psicología puede enriquecer nuestra comprensión.

18.13 Enfoque en la Influencia Cultural y Social del Consumo de Aceite de Oliva

El aceite de oliva tiene profundas raíces culturales en muchas regiones del mundo. Analizaremos cómo la investigación futura podría explorar la influencia cultural y social del consumo de aceite de oliva, considerando factores como las tradiciones culinarias y las percepciones culturales de la salud.

18.14 Aplicación de Tecnologías Avanzadas en la Investigación

El uso de tecnologías avanzadas, como la inteligencia artificial y la secuenciación genómica, podría impulsar la investigación sobre el aceite de oliva. Examinaremos cómo estas tecnologías pueden ofrecer nuevas perspectivas y acelerar el progreso científico en esta área.

18.15 Colaboraciones Internacionales y Estudios Comparativos

La colaboración internacional y los estudios comparativos entre diversas poblaciones pueden proporcionar información valiosa sobre las variaciones en los efectos del aceite de oliva. Analizaremos cómo la investigación colaborativa puede enriquecer la comprensión global de sus impactos en la salud.

18.16 Evaluación de la Influencia del Cambio Climático en la Calidad del Aceite de Oliva

El cambio climático puede afectar la producción y calidad del aceite de oliva. Examinaremos cómo la investigación futura podría evaluar la influencia del cambio climático en la composición y características del aceite de oliva, así como en su sostenibilidad a largo plazo.

18.17 Desarrollo de Estrategias Innovadoras para la Promoción del Consumo de Aceite de Oliva

La promoción de estrategias innovadoras para aumentar el consumo de aceite de oliva puede ser un objetivo clave. Analizaremos cómo la investigación podría contribuir al desarrollo de estrategias efectivas, como campañas de concientización, aplicaciones móviles de salud y programas educativos.

18.18 Implicaciones en la Industria Alimentaria y Farmacéutica

La investigación sobre el aceite de oliva también puede tener implicaciones en la industria alimentaria y farmacéutica. Examinaremos cómo los hallazgos científicos podrían influir en el desarrollo de productos alimenticios y farmacéuticos basados en el aceite de oliva para mejorar la salud.

18.19 Conclusión y Reflexiones Finales sobre las Perspectivas Futuras

Concluiremos el capítulo recapitulando las perspectivas futuras en la investigación sobre el aceite de oliva y la salud. Reflexionaremos sobre la importancia de la investigación continua para ampliar nuestro conocimiento y mejorar la orientación nutricional y la promoción de la salud.

Este capítulo ofrece una visión amplia y prospectiva de las áreas de investigación futura sobre el aceite de oliva, destacando la importancia de seguir avanzando en la comprensión de sus efectos en la salud humana.

Capítulo 19: Mitos Comunes y Realidades sobre el Aceite de Oliva y su Impacto en la Salud

En este capítulo, abordaremos algunos mitos comunes que rodean al aceite de oliva y proporcionaremos información basada en la evidencia científica actual para aclarar conceptos erróneos. La comprensión precisa de estos mitos y realidades es esencial para tomar decisiones informadas sobre el consumo de aceite de oliva y sus efectos en la salud.

19.1 Introducción a Mitos Comunes y Realidades sobre el Aceite de Oliva

Comenzaremos con una introducción que destaque la importancia de abordar mitos comunes y realidades sobre el aceite de oliva. Presentaremos los objetivos clave de este capítulo y su relevancia para la toma de decisiones informadas.

19.2 Mito: Todos los Aceites de Oliva Son Iguales

Realidad: Existen diferentes categorías de aceite de oliva, como virgen extra, virgen y refinado, que varían en términos de calidad y procesamiento. El aceite de oliva virgen extra, prensado en frío y sin procesamiento químico, se considera la opción más saludable y nutritiva.

19.3 Mito: El Aceite de Oliva no Debe Calentarse o Cocinarse

Realidad: Aunque el aceite de oliva virgen extra es más estable a altas temperaturas debido a su composición antioxidante, es seguro y beneficioso para cocinar a temperaturas moderadas. No obstante, el calentamiento excesivo puede afectar sus propiedades, por lo que es recomendable utilizarlo para cocinar a fuego medio.

19.4 Mito: El Aceite de Oliva Provoca Aumento de Peso

Realidad: Consumir aceite de oliva en cantidades moderadas como parte de una dieta equilibrada no está asociado con el aumento de peso. De hecho, estudios sugieren que el aceite de oliva puede tener efectos positivos en la saciedad y el control del apetito.

19.5 Mito: Todas las Grasas Son Malas para la Salud

Realidad: No todas las grasas son iguales. El aceite de oliva, especialmente el virgen extra, contiene grasas monoinsaturadas saludables para el corazón. Estas grasas pueden tener beneficios para la salud cardiovascular y no se asocian con los mismos riesgos que las grasas saturadas o trans.

19.6 Mito: El Aceite de Oliva no Es Adecuado para la Pérdida de Peso

Realidad: Aunque el aceite de oliva es denso en calorías, consumirlo en moderación como parte de una dieta equilibrada puede ser beneficioso para la pérdida de peso. Sus grasas saludables pueden contribuir a la sensación de saciedad y ayudar en la gestión del peso.

19.7 Mito: El Aceite de Oliva no Tiene Efectos en la Salud del Corazón

Realidad: Numerosos estudios respaldan los beneficios del aceite de oliva para la salud cardiovascular. Sus grasas monoinsaturadas y compuestos antioxidantes pueden contribuir a reducir el riesgo de enfermedades cardíacas al mejorar los niveles de colesterol y la salud de los vasos sanguíneos.

19.8 Mito: No Hay Diferencia Nutricional entre el Aceite de Oliva y Otros Aceites Vegetales

Realidad: Aunque varios aceites vegetales tienen beneficios para la salud, el aceite de oliva virgen extra se destaca por su perfil nutricional único. Contiene antioxidantes y compuestos bioactivos que pueden proporcionar beneficios adicionales para la salud.

19.9 Mito: El Aceite de Oliva no Tiene Impacto en la Diabetes

Realidad: Estudios sugieren que el aceite de oliva virgen extra puede tener efectos beneficiosos en la regulación del azúcar en sangre y la sensibilidad a la insulina, lo que podría ser beneficioso para las personas con diabetes tipo 2. Sin embargo, se recomienda consultar a un profesional de la salud.

19.10 Mito: No Hay Riesgos Asociados con el Consumo Excesivo de Aceite de Oliva

Realidad: Aunque el aceite de oliva es saludable, su consumo en exceso puede aportar un exceso de calorías y grasas. Como con cualquier alimento, la moderación es clave para disfrutar de sus beneficios sin comprometer la salud.

19.11 Mito: El Aceite de Oliva no Ofrece Beneficios para la Piel y el Cabello

Realidad: Los antioxidantes y ácidos grasos presentes en el aceite de oliva virgen extra pueden tener beneficios para la piel y el cabello. Su aplicación tópica y consumo pueden contribuir a la hidratación y protección contra el daño oxidativo.

19.12 Mito: Todas las Personas Deben Consumir Grandes Cantidades de Aceite de Oliva

Realidad: Las necesidades nutricionales varían entre individuos. Mientras que el aceite de oliva puede ser beneficioso, las cantidades recomendadas deben ajustarse según factores como la edad, el peso, el estado de salud y el nivel de actividad física de cada persona.

19.13 Mito: El Aceite de Oliva no Debe Ser Consumido por Personas con Problemas Digestivos

Realidad: Para la mayoría de las personas, el aceite de oliva es bien tolerado y puede ser beneficioso para la salud digestiva. Sin embargo, aquellos con problemas específicos, como enfermedad inflamatoria intestinal, deben consultar a un profesional de la salud para determinar la adecuación de su consumo.

19.14 Mito: Todos los Beneficios del Aceite de Oliva se Pierden al Cocinarlo

Realidad: Aunque algunos antioxidantes pueden perderse durante la cocción, el aceite de oliva sigue siendo una opción saludable para cocinar. La elección del tipo de aceite de oliva y las técnicas de cocción adecuadas pueden minimizar la pérdida de nutrientes.

19.15 Mito: El Aceite de Oliva no Contribuye a la Longevidad

Realidad: La dieta mediterránea, rica en aceite de oliva, se ha asociado con beneficios para la longevidad y la salud en general. Aunque el aceite de oliva no es el único factor, su inclusión en un patrón dietético saludable puede contribuir a una vida más larga y saludable.

19.16 Mito: Todos los Aceites de Oliva Virgen Extra Son Auténticos y de Alta Calidad

Realidad: La autenticidad y calidad del aceite de oliva virgen extra pueden variar. Es crucial elegir marcas de confianza y verificar la autenticidad del producto para asegurarse de obtener un aceite de oliva de alta calidad.

19.17 Mito: El Aceite de Oliva no Debe Ser Consumido por Personas con Problemas Cardíacos

Realidad: De hecho, el aceite de oliva es conocido por sus beneficios para la salud cardiovascular. Sus grasas monoinsaturadas pueden ayudar a mejorar los niveles de colesterol y reducir el riesgo de enfermedades cardíacas. Sin embargo, es esencial que las personas con problemas cardíacos consulten a su médico.

19.18 Mito: El Aceite de Oliva no Debe Ser Consumido por Personas con Problemas Renales

Realidad: En general, el aceite de oliva es seguro para personas con riñones saludables. Sin embargo, aquellos con problemas renales deben moderar su consumo de grasas en general, incluido el aceite de oliva. Se recomienda consultar a un profesional de la salud.

19.19 Mito: Todas las Personas Deben Tomar Suplementos de Aceite de Oliva

Realidad: La mayoría de las personas pueden obtener los beneficios del aceite de oliva a través de su inclusión en la dieta regular. Tomar suplementos de aceite de oliva puede no ser necesario y debe hacerse bajo la supervisión de un profesional de la salud.

19.20 Conclusión sobre Mitos y Realidades sobre el Aceite de Oliva

Concluiremos el capítulo recapitulando los mitos comunes y las realidades sobre el aceite de oliva. Resaltaremos la importancia de la educación nutricional y la toma de decisiones informadas para maximizar los beneficios del aceite de oliva para la salud.

Este capítulo proporciona información valiosa para desmitificar conceptos erróneos sobre el aceite de oliva, permitiendo que las personas tomen decisiones informadas sobre su inclusión en la dieta y aprovechen al máximo sus beneficios para la salud.

Capítulo 20: Conclusiones sobre las Propiedades del Aceite de Oliva en la Salud

En este capítulo final, resumiremos las principales conclusiones derivadas del estudio exhaustivo sobre las propiedades del aceite de oliva en la salud. Hemos explorado sus beneficios, tipos, aplicaciones culinarias y consideraciones específicas para diversos aspectos de la salud humana. Esta conclusión servirá como un resumen integral de la riqueza de información proporcionada en los capítulos anteriores.

20.1 Recapitulación de los Principales Beneficios del Aceite de Oliva

Hemos examinado extensivamente los numerosos beneficios del aceite de oliva para la salud. Desde sus propiedades antioxidantes hasta su impacto positivo en la salud cardiovascular, el aceite de oliva virgen extra, en particular, ha demostrado ser una joya nutricional. Su capacidad para reducir el riesgo de enfermedades crónicas, mejorar la salud cerebral y contribuir a la longevidad resalta su importancia en una dieta equilibrada.

20.2 Diversidad de Tipos de Aceite de Oliva y su Importancia en la Elección

Hemos abordado la diversidad de tipos de aceite de oliva, enfatizando la relevancia de elegir el adecuado. Desde el virgen extra, con su prensado en frío y mínima manipulación, hasta el refinado con su uso versátil en la cocina, cada categoría ofrece distintas características nutricionales y de sabor. La comprensión de estas diferencias permite a los consumidores aprovechar al máximo las propiedades del aceite de oliva según sus necesidades y preferencias.

20.3 Impacto del Aceite de Oliva en la Salud Cardiovascular

Hemos explorado detalladamente el impacto del aceite de oliva en la salud cardiovascular. Sus efectos positivos en la reducción del colesterol LDL, la mejora de la función endotelial y la disminución de la presión arterial lo consolidan como un aliado clave para la prevención de enfermedades cardíacas. La inclusión regular en la dieta puede contribuir a un sistema cardiovascular más saludable.

20.4 Consideraciones Específicas para Diversas Condiciones de Salud

Hemos abordado consideraciones específicas para diversas condiciones de salud, desde el impacto en la diabetes hasta su papel en la salud cerebral y las consideraciones para personas con problemas digestivos o renales.

La adaptabilidad del aceite de oliva en diversas circunstancias de salud subraya su versatilidad y potencial beneficioso para una amplia gama de individuos.

20.5 Importancia de la Calidad y Autenticidad del Aceite de Oliva

Hemos destacado la importancia de la calidad y autenticidad del aceite de oliva. La elección de marcas confiables y la verificación de la autenticidad del producto son cruciales para garantizar que se obtengan los beneficios nutricionales deseados. La inversión en aceite de oliva virgen extra de alta calidad se traduce en una mayor cantidad de antioxidantes y compuestos bioactivos.

20.6 Mitos Comunes Desmitificados y Realidades Establecidas

Hemos desmitificado mitos comunes sobre el aceite de oliva, proporcionando realidades basadas en la evidencia científica actual. Desde la idea errónea de que todos los aceites de oliva son iguales hasta la creencia de que no es adecuado para la pérdida de peso, hemos aclarado conceptos erróneos para fomentar una comprensión precisa.

20.7 Perspectivas Futuras en la Investigación sobre el Aceite de Oliva

Hemos explorado las perspectivas futuras en la investigación sobre el aceite de oliva, destacando áreas prometedoras como la exploración de nuevos compuestos bioactivos, el impacto en la microbiota intestinal y el desarrollo de formulaciones innovadoras. La continua investigación en estas áreas puede proporcionar una comprensión más profunda de los beneficios y posibles aplicaciones terapéuticas del aceite de oliva.

20.8 Reflexiones Finales y Recomendaciones para el Consumo de Aceite de Oliva

En nuestras reflexiones finales, destacamos la importancia de integrar el aceite de oliva de alta calidad en una dieta equilibrada. Recomendamos la moderación en el consumo, la elección consciente de tipos de aceite según las necesidades individuales y la consulta con profesionales de la salud en casos específicos.

En conjunto, esta investigación proporciona una visión completa de las propiedades del aceite de oliva y su impacto en la salud. Al comprender sus beneficios, tipos y aplicaciones, así como desmitificar conceptos erróneos comunes, los consumidores están mejor equipados para tomar decisiones informadas que fomenten una vida más saludable. La continua investigación en este campo sin duda seguirá revelando nuevas facetas de este valioso componente de la dieta mediterránea y de la alimentación global.